KB231532

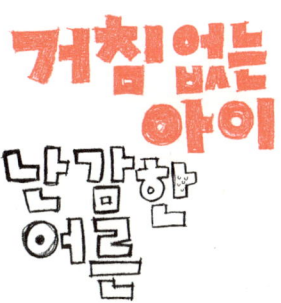

준비된 부모를 위한 성교육 Q&A

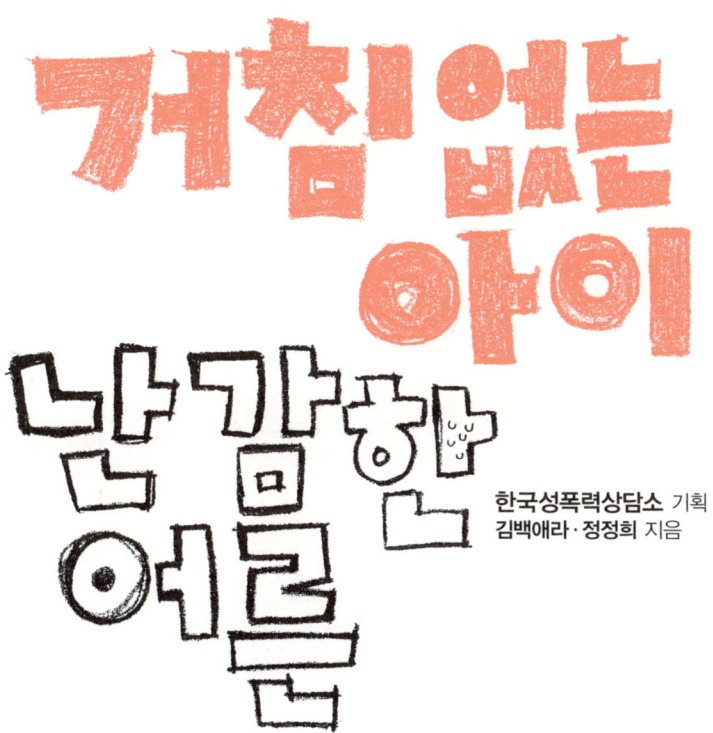

거침 없는
아이
난감한
어른

한국성폭력상담소 기획
김백애라·정정희 지음

문학동네

목차

모두를 위한 첫걸음

지난여름, 저희는 문학동네와 더불어 '성깔 있는 성교육'이라는 이름으로 온라인 카페에서 성교육을 둘러싼 부모들의 고민을 약 반 년에 걸쳐 함께 나누었습니다. 임신과 출산 등 생물학적인 정보 전달에 치우쳤던 그간의 성교육과는 달리, 저희는 그 카페를 통해 실제 부모와 아이들 사이에서 오갈 수 있는 성과 관련된 고민을 중심으로 이야기를 나누고 싶었습니다. 성기를 어떻게 부를 것인지, 섹스에 대해 묻는 아이의 질문에 어떻게 답할 것인지, 나아가 자위를 하는 아이에게, 야동을 보게 된 아이에게 어떻게 다가서면 좋을지, 성폭력을 예방하고 대처하는 방법은 무엇이 있을지…… 이렇듯 다양한 질문과 활발한 덧글, 거기에 저희의 대답이 더해져 다 함께 많이 배우고 느낀 시간이었다고 생각합니다.

그러면서 회를 거듭하는 과정에서 느낀 것이 있습니다. 예전보다 우리 아이들의 성적인 발달은 더욱 빨라졌고 접하게 되는 성적인 정보도 놀랄 만큼 많아졌습니다. 사회의 성 문화 또한 아이들의 성적인 호기심을 한껏 자극하고 있습니다. 그러나 이런 아이들 곁에 있는 부모, 우리 어른들의 성 의식은 그다지 달라지지 않았다는 것을 깨달은 것입니다. 여전히 어른들은 아이의 '성'을 이해하지 못하거나 아예 인정하지 않습니다. 아이가 성과 관련한 문제를 일으키지만 않으면, 성교육 자체에 거의 관심을 두지 않습니다.

물론 아이들과 성에 대해 자연스럽게 이야기를 나누고 싶어 하는 부모도 많습니다. 그러나 실제로 아이 입에서 섹스나 자위라는 말이 나오면 얼굴부터 붉어집니다. 어린 아들이 자위 하는 것을 보고 너무 화가 나서 아이를 때리기도 하고 딸아이가 학교에서 배워온 성기의 이름을 입에 올리는 것조차 거북하게만 들립니다. 또 "우리 아이는 전혀 그런 데 관심 없어요."라는 말로 아예 상황을 외면하기도 합니다. 하지만 이런 태도는 아이의 성적 성장에 부모가 전혀 관심이 없다는 말과 마찬가지입니다. 이런 상태의 부모에게 아이의 성적인 호기심을 바르게 해결하기란 참으로 난감한 과제일 것입니다.

다행스럽게도 '성깔 있는 성교육'을 함께하는 동안, 빠르게 변화하는 아이들의 '성' 발달과 진지하게 마주하고자 하는 부모들을 많이 만날 수 있었습니다. 우리 아이의 건강한 '성'을 위해 스스로의 성 인식을 살펴보고 부모가 먼저 달라진 태도를 가져야 한다는 데 많은 분들이 공감해주었습니다. 회원 여러분은 그동안 혼자 안고 있었던 고민도 과감하게 드러내 질문해주었고 이에 많은 분들이 공감의 목소리로 응원해주었습니다. 저희의 의견에도 많은 지지를 보내고 힘을 실어주었습니다. 질문으로 화두가 주어지면 그 논의를 확장하고 함께 답을 찾고자 생각을 모으던 시간이었습니다.

이렇게 모두 함께 느꼈던 공감대를 바탕으로, 저희는 아이의 성과 성교육에 대해 더 많은 이들과 조금 더 많은 이야기를 나눌 필요가 있다고 생각했습니다. 그래서 지금, 온라인에서 나누었던 이야기를 확장해서 좀 더 깊이 있고 폭넓게 이 자리에서 다시 풀어보고자 합니다.

이 책은 부모 스스로 자신의 성 의식을 점검한 뒤 이를 바탕으로, 아이의 다양한 성적인 호기심에 대처하고 우리 사회 전반의 성 의식을 살피고자 합니다. 또한 아이의 성을 인정하고 다양한 형태의 어린이성폭력에 대응하는 방법 등을 다루고 있습니다.

성에 대해 아이들과 이야기하는 것이 불편해 머뭇거리는 동안, 또는 그저 쉬쉬하고 안 보여주는 것이 상책이라고 생각하는 동안, 아이들은 다른 방법으로 일찌감치 자신들만의 '성'을 접합니다. 이미 부모가 들려주는, 또는 학교에서 가르쳐 주는 '성교육'은 지루하다고 치부해버리는 것입니다. 친구들 사이에 떠도는 이야기나 인터넷을 통한 정보를 무분별하게 받아들이고 이를 맹신하기 전에 우리가 먼저 아이들에게 말을 걸어야 하는 이유도 거기에 있습니다.

아이가 부모와 나눈 자연스런 대화는 앞으로 겪게 되는 갖가지 성적인 문제에 슬기롭게 대처할 수 있는 방법을 찾는 힘이 될 것입니다. 지금부터라도 부모와 아이, 서로에게 금기로 남겨진 '성'에 대해 함께 이야기해보면 어떨까요? 아이들이 성적인 주체로서 자신감 있게 살아갈 수 있도록 돕는 데 커다란 첫걸음이 될 것입니다.

한국성폭력상담소, 김백애라, 정정희

당신은 어떤
부모인가요?

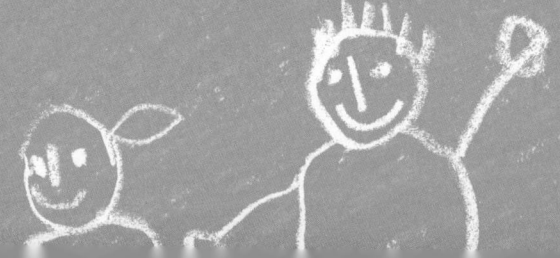

1장

최근 두 분의 어머니를 만났습니다. 한 분은 4학년이 된 딸아이가 자위를 했다고 울먹이며 이틀 만에 부리나케 성교육을 받으러 왔다고 했고, 다른 한 분은 아이가 섹스라는 단어를 들먹거리기에 아주 혼쭐을 내주었다고 했습니다.

그런데 아이가 자위를 하는 것이, 부쩍 성에 대해 궁금해하는 것이 왜 '문제'일까요? 혹시 자위를 문제라고 생각하는 건 어른, 다시 말해 부모인 나의 문제는 아닐까요? 아이의 호기심이 골치 아프게 느껴지는 것은 '성'이라는 단어 앞에서 떳떳하지 못하고 작아지는 나 자신 때문은 아닐까요? 도대체 성을 무엇이라고 생각하기에 그런 걸까요?

우리가 생각하는 성, 그리고 성교육이 무엇인가에 따라 아이들의 성 문제는 '문제'이기도 하고 아니기도 합니다. 자녀 성교육을 이야기하기에 앞서 나는 어떤 부모인지 생각해봐야 하는 것도 바로 그 점 때문입니다.

다음에 나오는 체크 리스트를 통해 우리는 과연 어떤 성 의식을 지닌 부모인지 스스로를 들여다보고자 합니다. 아직 자녀가 없거나 성교육을 하기에 어리다고 생각되더라도, 또 아들과 딸, 어느 한쪽이 없는 경우라도 남자아이와 여자아이에 대한 평소의 생각을 담아 답변하길 바랍니다. 먼저 메모지를 꺼내어 각 문항마다 선택한 답을 적은 뒤, 맨 마지막에 적어놓은 계산법에 따라 총 점수를 더해 확인하면 됩니다.

나는 어떤 부모일까요?

1. 나는 성에 관한 정보를 잘 알고 있다.

① 그렇다   ② 조금 그렇다   ③ 보통이다
④ 아니다   ⑤ 전혀 아니다

2. 배우자도 성에 관한 정보를 잘 알고 있다.

① 그렇다   ② 조금 그렇다   ③ 보통이다
④ 아니다   ⑤ 전혀 아니다

3. 나는 배우자와 자녀 성교육에 대해 무엇이든 이야기할 수 있다.

① 그렇다   ② 조금 그렇다   ③ 보통이다

④아니다   ⑤전혀 아니다

4. 남편이 딸아이의 기저귀를 갈아 주거나 꼼꼼히 씻기는 걸 보고 마음이 불편해지면 그 느낌을 말할 수 있다.

①그렇다   ②조금 그렇다   ③보통이다
④아니다   ⑤전혀 아니다

5. 아이 성교육의 책임은 배우자에게 있다고 생각한다.

①그렇다   ②조금 그렇다   ③보통이다
④아니다   ⑤전혀 아니다

6. 유치원이나 초등학교 저학년인 딸(아들)이 성에 관심을 보이면 이르다고 생각한다.

①그렇다   ②조금 그렇다   ③보통이다
④아니다   ⑤전혀 아니다

7. 아이들이 방문을 잠그고 있는 것을 보면 불안하다.

①그렇다   ②조금 그렇다   ③보통이다
④아니다   ⑤전혀 아니다

8. 딸(아들)이 음란물을 본 것을 알게 된 뒤로 아이 대하기가 편치 않다.

①그렇다   ②조금 그렇다   ③보통이다
④아니다   ⑤전혀 아니다

9. 아이의 자위를 받아들이기 힘들다(여자아이는 더욱 그렇다).

①그렇다   ②조금 그렇다   ③보통이다
④아니다   ⑤전혀 아니다

10. 사춘기의 성은 불안하고 충동적이어서 부모의 통제가 꼭 필요하다.

　①그렇다　　　　②조금 그렇다　　　③보통이다
　④아니다　　　　⑤전혀 아니다

11. 어린 딸(아들)이 성적인 행동이나 놀이를 할까 불안하다.

　①그렇다　　　　②조금 그렇다　　　③보통이다
　④아니다　　　　⑤전혀 아니다

12. 내 아이도 성폭력 가해자가 될 수 있다고 생각한다.

　①그렇다　　　　②조금 그렇다　　　③보통이다
　④아니다　　　　⑤전혀 아니다

13. 내 아이도 성폭력 피해자가 될 수 있다고 생각한다.

　①그렇다　　　　②조금 그렇다　　　③보통이다
　④아니다　　　　⑤전혀 아니다

14. 배우자와 성관계에 문제가 없더라도 자위를 할 수 있다.

　①그렇다　　　　②조금 그렇다　　　③보통이다
　④아니다　　　　⑤전혀 아니다

15. 배우자와 두 사람의 섹스에 대한 이야기를 맘 편히 할 수 있다.

　①그렇다　　　　②조금 그렇다　　　③보통이다
　④아니다　　　　⑤전혀 아니다

16. 배우자의 섹스 요구에 상대방이 섭섭해 할지라도 거절할 수 있다.

　①그렇다　　　　②조금 그렇다　　　③보통이다
　④아니다　　　　⑤전혀 아니다

17. 남편(아내)과 딸(아들) 사이의 스킨십을 보고 마음이 불편해지면 그 느낌을 상대에게 말할 수 있다.

①그렇다   ②조금 그렇다   ③보통이다
④아니다   ⑤전혀 아니다

18. 동성애자나 성전환자(트랜스젠더)는 이상하다고 생각한다.

①그렇다   ②조금 그렇다   ③보통이다
④아니다   ⑤전혀 아니다

19. 원치 않는 임신은 여자에게 더 책임이 있다.

①그렇다   ②조금 그렇다   ③보통이다
④아니다   ⑤전혀 아니다

20. 혼전동거는 여자에게 손해이다.

①그렇다   ②조금 그렇다   ③보통이다
④아니다   ⑤전혀 아니다

21. 딸도 좋지만 아들은 있어야 한다고 생각한다.

①그렇다   ②조금 그렇다   ③보통이다
④아니다   ⑤전혀 아니다

22. 회식 때 유흥업소에 가는 것은 사회생활에서 불가피하다.

①그렇다   ②조금 그렇다   ③보통이다
④아니다   ⑤전혀 아니다

23. 야한 옷차림이나 화장을 하고 다니거나 성관계에 자유분방하면 성폭력 피해자가 되기 쉽다고 생각한다.

①그렇다   ②조금 그렇다   ③보통이다

④아니다   ⑤전혀 아니다

24. 아이는 아무래도 엄마가 키우는 것이 좋다.

①그렇다   ②조금 그렇다   ③보통이다

④아니다   ⑤전혀 아니다

25. 아들보다는 딸에게 얌전하게 행동하고 몸조심 하라고 말한다.

①그렇다   ②조금 그렇다   ③보통이다

④아니다   ⑤전혀 아니다

계산 방법

1~4번까지   ① 1점   ② 2점   ③ 3점   ④ 4점   ⑤ 5점

5~11번까지   ① 5점   ② 4점   ③ 3점   ④ 2점   ⑤ 1점

12~17번까지   ① 1점   ② 2점   ③ 3점   ④ 4점   ⑤ 5점

18~25번까지   ① 5점   ② 4점   ③ 3점   ④ 2점   ⑤ 1점

판정

• **30점 미만** 성에 관한 모든 이야기를 아이와 함께 나눌 준비가 되셨네요.

• **30점~55점 미만** 혹시 성에 대해 대체로 열려 있지만 내 아이에게는 다른 잣대를 대고 있지는 않나요?

• **55점 이상** 나부터 준비가 필요합니다. 부모가 자녀 성교육에 백과사전이 될 필요는 없지만, 성적주체성 또는 성적자기결정권이 뚜렷한 아이로 키우는 것을 목표로 하고 있다면, 어떻게 시작할지 고민하고 공부하는 시간이 꼭 필요합니다. 세상에 공짜는 없으니까요.

자, 여러분은 몇 점을 받았나요? 스스로의 점수에 충격을 받은 분도 있을 겁니다. 하지만 지금 여기서 몇 점인지는 별 문제가 되지는 않습니다. 이미 여러분은 아이들을 위해 이 책을 펼쳤으니까요.

성교육자는 누구나 될 수 있다고 했습니다. 가장 중요한 자질은 '자신의 성을 편하게 느끼고 있는가'입니다. 이런 자질이 갖추어진다면 부모야말로 가장 훌륭한 성교육자가 될 수 있다고 생각합니다.

자, 그럼 좀 더 구체적으로 우리의 성 의식을 하나씩 짚어볼까요?

평소 성을 어떻게 생각하나요?

☐ 성욕을 적극 표현하는 여자는 여자답지 못하다.

☐ 남자는 여자보다 성욕을 참기 어렵다.

☐ 열 번 찍어 안 넘어가는 나무는 없다.

☐ 여자들은 사랑이 없는 성관계가 어렵다.

☐ 노인이 되면 성욕이 거의 없다.

☐ 어린 나이에 이성교제를 하는 것은 바람직하지 않다.

☐ 아직 아이인데 성에 대해 미리 이야기를 나눌 필요는 없다.

☐ 동성애는 비정상이다.

☐ 동성애 드라마는 청소년들에게 나쁜 영향을 끼칠 수 있다.

아직도 영화나 드라마에서는 자신의 성적인 취향이나 욕구를 당당하게 표현하는 여성들을 대개 악녀나 요부로 그리고 있습니다. 자신의 요구를 정확하게 표현하고 불합리한 점을 따지면 드센 여자로 치부되고, 직장 안에서 관계를 중요시하면 공사가 분명치 못하고 정에 흔들리는, 그래서 리더로서는 부적합한 사람으로 평가받습니다.

우리 사회에서 여성, 장애인, 노인, 어린이, 청소년들은 성적인 존재로 생각하지 않습니다. 그래서 이들이 자신의 성적인 욕구를 솔직하게 드러내면 '몸도 성치 않으면서', '정신도 온전치 않으면서', '그 나이에 주책 맞게', '아직 피도 안 마른', '한창 공부해야 할 나이에' 등의 온갖 비난과 무시를 받게 됩니다. 이렇게 성에 대한 당사자들의 생각은 들어보지도 않을뿐더러 같이 이야기해볼 통로도 마련하지 않습니다. 그냥 무시하는 거예요. 때문에 이들의 성은 꼭 문제가 되어 겉으로 드러나야만 이야기가 되고 그나마도 곧 잊힙니다. 그러나 '성'을 모든 사람이 지닌 본능의 한 영역이라고 한다면, 그 누구의 성이든 자연스럽게 이야기될 수 있어야 할 것입니다.

오늘날 대다수의 아이들은 이성교제를 자연스럽게 여깁니다. 초등학생들도 남자친구나 여자친구가 있고 사귀는 동안 상대와 뽀뽀까지는 괜찮다는 말도 곧잘 합니다. 현실은 이렇지만 정작 아이들의 이런 이야기에 귀를 기울여주고 그에 맞는 판단 기준을 일러주는 어른들은 너무나 만나기 어렵습니다.

요즘은 동성애가 등장하는 드라마나 영화도 낯설지 않습니다. 그러나 동성애자를 이해하고 받아들이려는 우리 사회의 노력은 더디기만 합니다. 동성애자를 혐오 또는 무시하거나, '변태'로 여기는 고정관념은 절로 없어지지 않습니다. 내가 미처 의식하지 못했거나 애써 감춰두었던 나의 성 정체성이 동성애라면, 내 아이, 가족, 친구, 이웃의 누군가가 동성애자라고 커밍아웃을 한다면 어떻게 할지 생각해보는 것으로 노력의 첫발을 내디디면 어떨까요? 동성애자는 우리와 함께 살아가는 사회 공동체의 일원입니다. 이들에게 생기는 일은 나와 내 가족들에게도 충분히 생길 수 있는 일이라는 걸 열린 마음으로 다시 생각하길 바랍니다.

성에 대해 얼마나 솔직한가요?

- ☐ 나는 성적인 감정과 욕구를 말로 표현할 수 있다.
- ☐ 좋아하던 사람이 싫어질 수도 있다는 걸 인정하고 받아들일 수 있다.
- ☐ 사귀는 사람의 성관계 요구를 거절할 수 있다.
- ☐ 나는 성관계를 원하지만 상대가 싫다고 하면 계속 강요하지 않고 상대의 의사를 존중한다.
- ☐ 성관계 전에 피임에 대해 이야기할 수 있다.
- ☐ 상대를 좋아하지만 내가 원하지 않는 신체 접촉은 거절할 수 있다.

☐ 모텔에 같이 가는 것이 성관계를 허락한다는 뜻은 아니다.

☐ 상대가 어떻게 반응할지 걱정되어 나의 감정을 감추거나 왜곡하지 않는다.

☐ 내가 고백했을 때, 상대가 관심 없다고 해도 자존심이 상하거나 부끄럽지 않다.

의사 표현이 자유로운 사람도 있지만 자신의 처지, 다른 사람과의 관계, 불편함과 쑥스러움, 두려움 등을 이유로 자신의 감정을 솔직하게 표현하지 못하는 경우도 많습니다. 특히 성에 관한 이야기는 성별과 관계없이 꺼내기 힘들고, 하더라도 자신의 감정과 의사 표현을 솔직히 드러내기는 어렵지요. 여성들은 더욱 그렇습니다. 평소에 의사표현이 확실한 여성이라도 예외는 아닙니다. 왜냐면 어릴 때부터 끼리끼리 수군대거나 성 관련 잡지를 몰래 보는 것 말고는 성에 대한 이야기를 해본 적도, 들어본 적도 별로 없기 때문입니다. 더구나 자라면서는 성에 대한 이야기를 꺼내면 다른 사람들에게 '밝히는', '여자답지 않은', '날라리 같은', 그래서 '함부로 대해도 될 것 같은' 여성으로 보이는 경험을 종종 하게 되니까요.

상황이 이렇다 보니 많은 남성들이 여성의 의사표시를 그대로 존중하지 않고 자기 방식대로 해석하거나 미루어 짐작합니다. 특히 서로 사귀면서 성관계나 애정 표현을 할 때 여자의 거절은 '내숭이다'라는 말을 곧잘 하지요. 내숭인 사람도 물론 있을 겁니다. 하지만 대개는 어렵게 거절을 하거나 망설이는 경우가 더 많습니다.

최근 스토킹 범죄에 대한 뉴스도 심심찮게 접합니다. 스토킹 가해자는 대부분 남성으로, 이는 '끊임없는', '무례한', '무지막지한' 구애 행위를 남자답다는 표현으로 은근히 부추기는 우리 사회도 한 몫 해서 비롯된 결과입니다.

여성들은 남성의 요구에 따라 즉흥적이고 충동적인 성관계를 하는 경우가 많습니다. 사귀는 사이지만 여성들은 남성의 욕구에 따라 소극적이고 수동적이어야 한다는 마음이 더 크기 때문입니다. 사실 많은 여성들이 사귀는 사람과의 신체 접촉을 두고 고민합니다. 단순히 자신과 상대의 성적인 욕망만 고려할 수는 없는 것이, 피임을 아무리 철저히 한다고 해도 성관계에는 늘 임신의 가능성이 있으니까요. 그래서 피임이 필요하지만 그조차 상대 남성에게 적극 요구하지 못하는 경우도 많습니다. 여성이 콘돔이나 피임법에 대해 먼저 언급할 경우, 자신을 '성관계 경험이 있는' 또는 '성관계에 적극적인' 여자로 볼까 봐 걱정을 하는 거죠.

의사소통을 잘하기 위해서는 자신의 욕망이나 느낌을 잘 알고 있어야 하고 이를 구체적으로 표현할 수도 있어야 합니다. 뿐만 아니라 상대방이 하는 말을 있는 그대로 받아들이고 상대방의 감정을 존중해야 함을 늘 염두에 둬야 합니다.

성별 역할에 대해 어떻게 생각하나요?

- ☐ 여성이라면 다이어트와 외모에 신경을 쓰는 것이 당연하다.
- ☐ 여성은 남성보다 직업적인 책임감이 덜하다.
- ☐ 피임은 여자가 책임지는 것이 좋다.
- ☐ 출산율이 떨어지는 것은 여자들의 이기심 때문이다.
- ☐ 남자는 생계를 책임지므로 여자보다 보수를 더 많이 받아야 한다.
- ☐ 전업주부가 남편에게 가사분담을 요구하는 것은 무리이다.
- ☐ 데이트 비용을 각자 부담하자는 생각은 남자답지 못하다.
- ☐ 남편보다는 아내가 육아휴직을 신청해야 한다.
- ☐ 아이는 엄마가 키우는 것이 가장 좋다.

예전과는 달리 최근에는 '집안일에는 남자와 여자의 할 일이 따로 없다'는 인식이 강합니다. 남녀 역할에 대한 고정관념이 우리 사회에서 많이 사라진 듯 보이지요. 그러나 실제 남녀 역할에 대한 2009년 통계청의 '생활시간조사'를 살펴보면, "성인 남자의 가사노동 시간은 42분, 여자는 3시간 35분, 그중에서도 맞벌이 가구의 가정 관리 시간을 살펴보면 남편이 24분, 아내는 2시간 38분, 비맞벌이 가구일 경우 남편은 19분, 주부는 4시간 11분"이라고 합니다. 게다가 기혼여성의 절반 이상이 경제활동을 하고 있지만 여성의 집안일, 특히 육아 의무는 다른 누가 돕거나 대체할 수 없다는 인식이 지배적입니다. 아이에게 문제가 생기면 당연히 어머니가 맨 먼저 집에 가야 한다고 다들 입을 모아 말하지만, 정작 그렇게 한 여성은 직장에서 무책임하다는 평가를 감내해야 합니다.

그렇다면 정말 육아에서 엄마의 역할이 가장 중요할까요? 자라는 동안 아이들은 자기를 보살피는 사람의 얼굴, 목소리, 냄새를 자극으로 받아들이면서 자기 경험을 쌓게 됩니다. 이러한 자극과 경험은 아이들의 뇌 발달과 인간관계에 큰 영향을 주기 때문에 유아기에 경험하는 인간관계, 다시 말해 자기를 돌보는 사람과 맺는 관계가 중요한 것입니다. 그런데 이 무렵의 아이들은 대부분 어머니가 돌보게 됩니다. 따라서 어머니이기 때문에 아이에게 영향을 끼치는 것이 아니라 아이를 돌보는 이가 어머니이기 때문에 그 역할이 중요해지는 것입니다. 아이들은 누가 키우는가보다 어떻게 키워지는가에 더 큰 영향을 받습니다.

성폭력에 대해 어떻게 생각하나요?

☐ 어린이나 친족에게 성폭력을 하는 사람은 정신질환자이다.

☐ 노출이 심한 여름철에 성폭력이 많이 일어날 것이다.

☐ 모르는 사람의 차에 타는 것은 위험을 자초하는 일이다.

☐ 성폭력을 당했다고 주장하는 여자들 중에는 '꽃뱀'이 많다.

☐ 성폭력은 남성들의 억제할 수 없는 성 충동 때문에 일어난다.

☐ 죽을 각오로 저항하면 강간을 막을 수 있다.

☐ 남자아이들의 성기 만지기나 포르노 따라 하기는 한때의 장난이다.

☐ 아이들의 장래를 위해 가벼운 성추행 피해는 조용히 넘어가는 것이 좋다.

☐ 노인이 성폭력 가해자가 되는 경우는 없다.

☐ 성매매는 돈을 벌기 위한 여성들과 성욕을 해소하기 위한 남성들 사이의 개인적인 거래이다.

어린이성폭력 사건에 대한 우리 사회의 분노와 대책 마련에 대한 요구가 거셉니다. 그러나 같은 성폭력 사건이라고 해도 피해자가 18세만 넘으면 피해자의 의도와 행실, 옷차림에 심지어 가정환경까지도 의심의 대상이 됩니다. 왜 모르는 사람의 차를 함부로 탔는지, 왜 그 시간까지 집에 들어가지 않았는지, 왜 모르는 사람과 술을 마셨는지, 왜 남자와 단둘이 있었는지, 왜 혼자 있는 집에 남자를 들어오게 했는지, 왜 혼자 있는 남자 집에 들어갔는지 등등 그 이유를 하나하나 설명해야 합니다. 아무리 그럴 수밖에 없었던 이유를 설명해도 결론은 '그래도 여자가 조심했어야지'로 끝이 납니다. 온몸에 끔찍한 폭력의 흔적이 남아 있을 때나 겨우 믿어줄까요.

또한 우리 사회는 남성의 성폭력 피해에 대해서는 진지하게 받아들이지 않는 경향이 있습니다. 그래서 남성간의 성폭력, 특히 선배와 후배, 동급생 사이에서 일어나는 성폭력은 '남자아이들끼리의 장난'으로 취급하며 문제시하지 않습니다. 남자애들은 그럴 수 있다는 말로 넘어가기 일쑤이지요. 이런 일이 반복될수록 아이들의 성폭력감수성은 어떻게 될까요? 있는 대로 무뎌져 일상에서 일어나는 크고 작은 폭력에 절로 무심해지게 되고, 나아가 피해자이자 가해자가 되기도 하는 현실에 놓이는 것입니다.

실제로 '2004년 국가인권위원회의 군대내 동성간 성폭력 실태조사'에 따르면, 15퍼센트의 군인들이 성폭력 피해 경험이 있지만, 종종 일어나는 일이기에 문제 삼지 않겠다는 반응이 무려 64퍼센트에 이릅니다. 그들은 정말 별것 아니라고 생각하는 걸까요? 그보다는 군대에서 이를 문제 삼았을 때 자신에게 돌아올 괴로움이 짐작되기에, 애써 별것 아니라는 생각을 스스로에게 강요하고 있는 게 아닐까요? 더욱 무서운 건 군대내 피해자의 87퍼센트가 자신도 가해의 경험이 있다고 답하고 있다는 것입니다. 이는 되풀이되는 폭력의 사슬을 보여주는 무서운 결과입니다.

2004년 성매매특별법이 제정된 뒤로 성매매 행위는 범법 행위로 규정되었습니다. 하지만 성매매에 대한 우리 사회의 인식은 별로 달라지지 않았습니다. 성을 파는 여성들은 돈을 목적으로 스스로 자신의 성을 파는 것이고, 남성들은 어떻게 해서든 성욕은 꼭 풀어야겠기에 상대를 돈으로 산다는 것입니다. 다시 말해 이들 사이의 거래는 저마다의 필요에 따른 개인의 문제로 여깁니다.

그러나 성매매 여성 대부분은 다른 생계 대안을 찾을 수 없을 만큼 생활, 경제, 환경 등 모든 면에서 기반이 취약합니다. 더구나 성매매 시장에는 성을 파는 여성과 성을 사는 남성만 있는 것이 아닙니다. 그보다 이들을 둘러싸고 있는 거대한 시장이 있습니다. 이런 시장은 우리 사회가 성매매를 사회필요악으로 용인하기에 가능한 것입니다. 우리나라 성매매 산업의 규모는 국내총생산(GDP)의 4.1퍼센트로, 이는 4.4퍼센트에 해당하는 우리나라 농·어업 규모와 맞먹는 수준입니다('불편한 진실 : 성매매 시장과 수요', 『성매매예방교육가이드북』, 여성인권중앙지원센터, 2007).

국제적 추세도 그렇지만 우리나라도 성 산업에 유입되는 여성들의 나이가 점점 어려지고 있습니다. 10대 청소년은 물론이고 20대 성인들의 대다수가 인터넷을 통해 포르노그래피를 접하고 있고, 포르노 사진과 성인 채팅방을 포함한 웹사이트가 날마다 수백 개씩 늘어나고 있습니다. 또 최근 보도된 청소년 성매매 알선자나 업주의 절반 가까이가 어른이 아닌 같은 10대라는 점을 보면, 더는 성매매가 돈이 필요한 개인 여성과 성욕의 해소가 필요한 개인 남성의 문제가 아니라는 것을 알 수 있습니다. 결코 개인의 문제로 제한해서 볼 수 없는 상황인 것입니다.

성교육을 향한 첫걸음 2장

아이를 키우면서 우리는 모든 것을 다 가르
칩니다. 걸음마도 가르치고, 곤지곤지도 가르치고, 밥 먹는 법이며
대소변 보는 법까지 말입니다. 그런데 유독 성교육 앞에서는 왜 망
설이는 걸까요? 아이가 살아가는 데 필요한 것들을 다 가르쳐야 한
다면 당연히 성에 대해서도 가르치는 게 당연한데 말이지요.

　아이와 성에 대한 이야기를 어떻게 시작할까 고민하는 것이야말
로 성교육을 위한 첫걸음입니다. 성교육을 시작하는 데 혹시 잘못
하고 있는 점은 없는지, 또는 제때 못하고 있는 건 아닌지 너무 걱
정하지 않아도 됩니다. 적어도 우리는 피하거나 모른 척하지 않고
고민하면서 이렇게 준비하려고 마음먹은 부모들이니까요.

　의식하든 안 하든 아이가 엄마 배 속에 있는 그 순간부터 이미 성
교육은 시작된 것이라 할 수 있습니다. 아이가 딸이었으면, 또는 아

들이었으면 하고 바라는 마음부터, 태어난 뒤에 성별에 따라 아이를 대하는 태도, 자라면서 겪게 되는 모든 것들로부터 아이들은 성을 어떻게 보고 어떻게 대해야 하는지를 보고 듣고 익히게 됩니다.

아이들은 말문이 트이면 주변의 모든 것에 관심을 보이고 "이게 뭐야?" 하는 질문을 시작합니다. 그때마다 부모는 아이가 앙증맞은 손으로 가리키는 것이 너무 신통해서 정성을 다해 질문에 답하려고 합니다. 아이의 성적인 호기심 앞에서도 이러한 마음가짐은 마찬가지여야 한다고 생각합니다. 성을 가르칠 때도 그와 같아야 합니다.

성교육은 무엇일까요?

Q 우리 딸은 유치원에서 성교육을 몇 번 받고 난 뒤로 부쩍 성에 관심을 보이고 집에서도 질문이 많아진 것 같습니다. 그래서 혹시 성교육을 시킨다며 아직 호기심도 없는 아이에게 너무 일찍 성에 대해 알려주는 건 아닌가 싶더군요. 일상생활에서 자기 몸을 지키고 보호하는 것 말고 더 나아가 성과 관련한 구체적인 행위까지 지금 알려줄 필요가 있을까요?

↳**얼룩** 저도 그래서 선뜻 이야기를 꺼낼 자신이 없을 것 같아요.

↳**유자차** 정말 요즘 애들은 다섯 살부터 컴퓨터를 다루고 하니까

요. 아무래도 더 빨리 성에 대해—그게 제대로 된 지식이든 아니든—알게 되는 것 같아요. 그런 거 생각하면 네 살 난 우리 아들도 어리다고 마냥 마음 놓을 수는 없겠죠.

┗ **분이네** 저도 아이들과 성교육 관련 책을 읽다가 헉 하고 놀란 적이 있어요. 유난히 둘째가 성적인 부분에 관심이 많아 아직 그런 걸 보여주기가 조심스럽거든요.

　'성'교육이 필요하다는 생각을 하면서도 부모가 망설이는 이유는 과연 무엇일까요? 혹 '성'이란 말을 들으면 성기, 섹스, 포르노 등이 먼저 떠올라서는 아닐까요? 이런 내용을 아직 어린 아이들과 이야기한다는 것이 어쩐지 적절치 않다는 생각이 들지도 모릅니다. 또 한편으로는 오히려 호기심만 키우는 게 아닐까 하는 염려가 되기도 할 것입니다.

　하지만 '성교육'은 단순히 성기나 섹스 등과 관련된 것만이 아닙니다. 사람이라면 누구나 지니고 있는 성에 대해 과학적인 지식과 정보를 알려주고, 성과 관련된 행동이나 생각을 이야기하고 나아가 성적인 존재로서 서로를 존중하며 관계를 맺는 걸 포함합니다. '성'교육은 다른 학습과목과 달리 한꺼번에 몰아서 배울 수 있는 것이 아닙니다. 성 행동에 문제가 생겼을 때 부랴부랴 몇 시간 교육한다고 해결되는 것도 아닙니다. '성'교육은 유아기부터 꾸준히 몸과 마음으로 일상에서 익히고 배우는 생활교육이기 때문입니다.

　다양한 매체의 등장으로 아이들은 언제 어디서나 성적인 메시지를 전달받습니다. 비단 성폭력적인 상황 말고도 말이에요. 이런 상황에서 아이들은 무엇이 나를 불편하게 하는지, 성에 대해 궁금한 건 어떤 방식으로 표현할 수 있는지, 성적인 욕망은 어떻게 해소해야 되는지 등을 잘 판단하고 행동해야 합니다. 더구나 요즘 아이들 사이에서 오가는 폭력성이 심한 성적 장난 등을 보면, 어릴수록 양질의 성교육이 더욱 필요하다는 생각이 듭니다. 성교육은 전 생애에 걸쳐 우리가 가져가야 하는 숙제이자, 성과 관련된 다양한 이슈들을 좀 더 '잘' 볼 수 있도록 감수성과 시각을 키워주는 근간이기 때문입니다.

최근 이루어지는 성교육은 가능한 한 다양한 부분을 다룹니다. 특히 어린이는 몸의 감각을 키우는 방식으로 내 몸의 느낌을 확신하고 표현하면서 다양한 성폭력 상황에서 자신의 의사를 표현할 수 있는 방법을 배웁니다. 다른 사람과 맺는 관계에서 소통을 하고 자신을 표현하는 방법의 중요성을 배우고, 이를 통해 성적인 의사결정권뿐 아니라 성에 국한되지 않는 다양한 감각에 예민해지는 감수성 교육을 목표로 합니다. 기존과 같이 그저 임신과 출산을 정자와 난자가 만나 아기가 태어난다는 설명으로 대충 끝마치는 방식이 아니라, 그 과정을 알려주는 동시에 관계와 가족, 돌봄에 대한 이야기까지 확장해 우리의 삶과 성이 언제나 연결되어 있음을 설명하고자 하는 것입니다.

그렇기에 성교육은 단순한 지식교육이 아닙니다. 내가 어떤 존재인가에 대한 질문, 내가 다른 사람과 어떻게 관계를 맺고 소통해야 하는지에 대한 질문과 맞닿아 있습니다. 나의 몸이 소중하고, 나의 느낌이 중요하고, 내가 성폭력 상황을 겪지 않아야 된다고 느끼는 만큼, 다른 사람도 그만큼 존중받아야 한다는 걸 일깨우는 것이 성교육의 주된 목적입니다. 그래서 성교육은 자연스럽게 자신이 소중한 존재라는 것을 깨닫는 동시에 타인에 대한 배려로 연결됩니다. 이런 성교육을 제대로 받았을 때, 우리 아이는 좀 더 독립적이고 나와 다른 사람을 모두 존중하는 아이로 자랍니다. 자신의 몸을 긍정하는 아이는 자존감이 높은 아이로 자랄 가능성이 큽니다. 자존감이야말로 자신의 몸에 대한 긍정성과 연결되기 때문입니다. 몸에 대한 긍정성이 어릴 때 형성된다는 사실을 생각한다면, 아이가 어릴수록 성교육은 더 필요합니다.

성교육은 언제부터 해야 할까요?

Q 언제부터 아이와 성에 대한 이야기를 할 수 있는지, 아니 하기 시작해야 하는지 알고 싶습니다. 아이들 나이에 따라 얘기할 수 있는 내용도 다 다를 것 같은데요. 어린이집에 다니는 여섯 살배기 우리 아들은 얼마 전부터 여자와 남자를 구분하기 시작했어요. 이제 슬슬 성교육이 필요하지 않을까 싶은 마음도 있지만, 한편으로

는 벌써 시작하자니 너무 거창해지는 거 아닌가 싶어서 자꾸 미루게 됩니다. 이쯤에서 성교육을 시작해야 하는 걸까요?

> └ 예라예진 6학년인 딸은 3학년 때부터 조금씩 관심을 보이더라구요. 그러다 지금은 노골적으로 물어봅니다. 성관계를 누가 먼저 시작하는지, 성관계를 하면 어떤 느낌인지 구체적으로 말이에요. 그래서 전 솔직히 말해주는 편입니다. 차라리 이렇게 이야기해주고 더 이상 궁금해하지 않도록 말이죠. 아무튼 요새 애들은 참 빠르기도 하네요.

> └ 민과은이 성교육은 나이가 상관없는 것 같아요. 전 아들이 엄마랑 목욕할 때 다른 점을 물으면 이야기해줍니다.

많은 분들이 가장 궁금해하는 것 중 하나가 바로 언제부터 성교육을 시작하면 좋을까입니다. 굳이 때를 정해 말하라고 한다면 아이와 이야기를 나눌 수 있을 때가 적기라고 생각합니다. 특히 유치원에 다니기 전이 좋습니다. 유치원 다닐 무렵의 아이들이 가장 좋아하는 놀이가 병원놀이잖아요. 그건 나와 다른 사람의 몸에 가장 관심이 많은 나이이기 때문입니다.

아직 관심이 없는데 굳이 먼저 말해야 되냐고요? 아이가 말로 표현하지 않는다고 관심이 없는 것은 아닙니다. 궁금한 것을 적극 표현하는 아이도 있지만, 조용히 모아들인 정보로 자신만의 이야기를 만들어내는 아이도 있습니다. 말하지 않는 것은 쑥스럽기 때문일 수도 있고, 엄마에게 이야기하는 것이 '별로'라고 생각하기 때문일 수도 있어요.

많은 부모들은 성에 대해서 아이가 커나가다 스스로 알고 싶을 때 자연스레 알게 될 거라고 생각합니다. 하지만 그때는 부모가 걱정스럽고 불안한 마음에 감춰왔던 것들을 다른 곳—너무 많아서 열거하기도 어렵습니다—에서 이미 보거나 들었을 가능성이 높습니다. 아이가 이미 이런 상태가 된 뒤에 이루어지는 부모의 갑작스런 개입은 아이에게 잔소리로 들릴 뿐입니다. 아이는 말문을 닫아버리게 될 것입니다.

Q 아직 어려서 성에 대한 구체적인 호기심이 없는 상태인데 미리 너무 자세하거나 또는 조금 어설픈 성교육을 받은 뒤로 갑자기 더 궁금해하는 역효과가 나지 않을까 염려됩니다. 요즘 성교육 그림책들을 보면 '적나라한' 성행위 묘사가 아주 사실적으로 그려져 있더라고요. 삽입부터 다양한 체위까지 말이죠. 너무 노골적이라 이런 걸 보여줘도 되는지 불안해집니다.

⌐ 깍꿍맘 전 부모가 단계적으로 아이에게 그림책과 책을 이용해서 성교육을 시키는 게 바람직한 것 같아요.

⌐ 처음처럼 저희 아인 네 살인데 요즘 자꾸 남자와 여자에 대해 물어요. 말로는 잘 설명 못 하겠어서 성과 관련된 그림책을 사려고요. 그림책이 자연스레 성교육을 해줄 수 있을 것 같은데요.

어디까지 말하면 되는지가 고민인가요? 간단하게 답하자면 말하는 사람이 얼굴을 붉히지 않고 자연스럽게 말할 수 있는 만큼이 가장 좋습니다. 어떻게 답을 해주는가보다는 질문을 대하는 부모의 태도가 더 중요하니까요.

엄마도 모르면 모른다고, 쑥스러우면 쑥스럽다고 솔직하게 말하는 것이 좋습니다. 길게 설명하려고 하면 오히려 부모와 아이 모두 혼란에 빠질 뿐이에요. 예를 들어 '날 어떻게 낳았어?'나 '애기는 어떻게 생겨?'라고 물으면 대부분의 부모들은 '엄마 씨가 아빠 씨를 만나서……'라는 말로 설명을 합니다. 이때 아이가 '응, 그렇구나.' 하고 관심을 돌리면 거기서 설명을 멈춰야 합니다. 바로 이 '멈춤'을 잘 하셔야 해요. 반대로 그다음이 궁금한 아이에게 '됐어, 그만해!'라는 말로 질문의 싹을 자르지는 말았으면 합니다. 아이 입장에서는 그 씨들이 어떻게 만나는지 궁금할 수밖에 없으니까요. 이럴 때는 적나라한 그림책이 도움이 됩니다. 직접 그림을 그려가며 아이에게 열심히 설명할 수도 있어요. 그 방법이 어떻든 간에 다 좋은 일이라고 생각합니다.

도서관에 가서 성교육과 관련한 온갖 책들을 함께 꼼꼼히 살펴서 박사가 되는 것도 좋고요. 같이 텔레비전을 보거나 책을 보다 성에 관해 이야기를 나눌 만한 장면이 나오면 그때 아이의 의견과 느낌을 물어보며 같이 이야기하는 것이 좋습니다. 가장 중요한 것은 아이가 성에 관한 이야기를 부모와 나누기 시작했다는, 바로 그 점입니다.

덧붙이자면 '적나라한 성행위 묘사가 사실적으로 그려진 그림책'
이 동물을 등장시켜 설명하는 아리송한 그림책보다 더 좋다고 생각
합니다. 말로 설명하기 어려운 부분을 그림으로 다 설명해주고 있으
니까요. 게다가 어릴 때부터 남녀의 성행위 그림을 '노골적으로' 정
확하게 본 아이라면 나중에 과장되고 왜곡된 성행위를 묘사한 야
설이나 야동을 보더라도 차이를 알 수 있습니다. 아이가 호기심을
가진다고 다 따라 하지는 않아요. 불안하고 난감한 부모의 마음이
문제인 거지요.

성교육은 누가 맡아야 할까요?

Q 남자아이 성교육은 아빠가 시키는 게 좋을까요? 아니면 누구
든 상관없는 걸까요? 우리 남편을 보면 과연 가능할까 싶습니다. 나
중에 술이나 가르치면 모를까. 남편이 아들과 이야기를 트는 좋은
방법 없을까요? 참고로 우리 아들은 2학년입니다. 남편을 아이 성
교육에 동참시키는 좋은 방법 없을까요?

ㄴ **미니쥬니의모모** 성 하면 생김새부터 다르기 때문에 자신의 몸과
똑같이 생긴 사람이 설명을 하면 더 쉽다고 생각합니다. 특히 아빠
와 아들은 '싸나이'라는 이름 아래 더 찐하게 통하지 않을까요?

└ **잠든사이** 아이들 성교육에 앞서, 남편 성교육이 중요한 거 아닌 가 싶어요. 남편을 훌륭한 성교육 동지로 만드는 방법, 듣고 싶네 요.

우리 사회에서는 성교육에 관심이 있는 사람들뿐 아니라, 성교육을 직업으로 선택하는 사람들, 가정이나 학교에서 성교육이 필요하다고 생각하는 사람들 대부분이 여성입니다. 애초에 우리나라에서 이루어진 성교육이 '순결교육'으로 시작했기에 가르치는 사람도 배우는 사람도 여성이라는 선입견이 자연스레 생긴 까닭입니다. 또한 여성에게 불공평한 우리의 성 문화도 여성으로 하여금 스스로를 지키기 위해 성교육의 필요성을 더 많이 느끼게 합니다. 정작 야동이나 유흥업소와 같은 성 문화에는 남성들이 더 많은 관심을 보이면서도 성교육에 관해서는 모든 역할을 여성들에게만 미루고 있는 것이지요.

'누가 적합한 성교육자인가'라는 질문에서는 사실 결혼 유무도, 성관계 경험 유무도, 연령도 별로 중요하지 않습니다. 성별도 마찬가지입니다. 그보다 성을 폭넓게 이해하고 있는지, 그리고 성의 다양성을 얼마나 잘 이해하고 있는지가 더 중요합니다.

그런데 대부분의 사람들이 여자아이에게는 여성 성교육자가, 남자아이에게는 남성 성교육자가 더 적합하다고 생각합니다. 물론 저마다 경험한 것들이 바탕이 되어 적절한 조언을 할 수는 있겠지만,

그렇게 중요하고 필수적인 조건은 아닙니다. 그런 정보나 경험들은 충분히 다른 경로를 통해 알 수 있으니까요.

오히려 다른 성별의 부모가 아이와 성을 이야기하는 데는 나름의 장점이 있습니다. 성 고민이나 성 관련 이슈를 이성과도 나눌 수 있음을 깨닫고, 나중에 이성친구나 데이트 상대 또는 부부끼리도 편안하게 소통할 수 있을 테니까요. 오히려 아이와 성별이 다른 부모는 본인의 사춘기 시절이나 성에 관한 자신의 경험담을 자연스럽게 들려주면서, 다른 성과의 공통점과 차이점을 찾아나가며 더 재밌고 알찬 성교육이 가능합니다.

위에 나온 질문처럼 아버지를 성교육에 동참시키고 싶은 마음은 자녀가 아들이기 때문에 아버지가 맡아야 한다는 생각에서 비롯됩니다. 이런 이분법적인 경계를 허물고 성별에 상관없이 이야기할 수 있는 분위기를 만드는 데 더욱 신경을 써야 하지 않을까요? 동시에 남편이 성교육에 관심을 갖기 위해서는 성교육이 무엇이고 왜 필요한지 먼저 부부 사이에 동의가 있어야 합니다. 남편이 생각하는 성과 성교육이 무엇인지 먼저 점검해볼 필요가 있습니다. 대개 섹스나 자위 등으로 한정해서 좁게 보고 있을 가능성이 큽니다. 그래서 '한참 뒤에 해도 된다'고 미루면서 부담스러워하고 피하고만 싶은 거지요.

일단 아이에게 성교육을 하겠다고 결심했으면 부모가 늘 관심 있게 아이를 관찰하고 성교육과 관련된 책도 구해서 읽는 등 노력을 기울여야 합니다. 더불어 어릴 때부터 대화하는 습관을 가지는 것이 무엇보다 중요합니다. 성에 대한 고민이나 궁금함은 평소에 대화를 하지 않는 분위기에서는 더욱 꺼내기 힘든 이야기이니까요. 단, 성에 대해 아이들과 이야기를 나누라는 말이 부모나 어른의 생각을 일방적으로 주입시키거나 훈계를 늘어놓거나 꾸중을 하는 것이 아니라는 사실을 반드시 기억해주시기 바랍니다. 선입견 없이 아이의 표현과 느낌을 들어주는 것이 성에 대해 이야기를 나누고자 하는 어른들에게 꼭 필요한 자세입니다.

사춘기에 겪는 몸의 변화와 관련 물품 사용법, 심리 변화 등에 대해 이야기하는 것이 쉽지 않다면, 성교육 관련 기관을 찾으시는 것도 좋은 방법이 될 겁니다. 노력하는 엄마, 아빠에게 힘이 될 만한 좋은 기관들이 많이 있으니까요.

우리는 의도하지 않아도 날마다 성교육을 하고 있습니다. 가족 안에서는 엄마와 아빠로, 가족 밖에서는 이웃 아저씨, 아줌마, 할머니, 할아버지, 선생님의 모습으로 아이들을 만나면서 성교육을 하고 있습니다. 그뿐만이 아닙니다. 곳곳에 깔려 있는 전단지, 광고, 뉴스, 인터넷 사이트는 물론, 부모나 선생님이 아니더라도 주변 어른들의 한마디 한마디에서 아이들은 특정한 관점을 배웁니다. 밖에서 만나는 모든 사람들에게서 성교육을 받고 있는 셈이지요.

바로 이런 점 때문에 우리는 사회에서 만나는 모든 아이들에게 조심하고 배려하는 언행과 태도를 가져야 합니다. 아무 생각 없이 누군가의 외모나 성에 대해 차별하는 말과 행동을 하고 있는 것은 아닌지, 아이들의 눈에 비친 우리의 모습이 어떠할지도 되돌아봐야 합니다.

올바른 성기 지칭법

아이가 자신의 성기를 유심히 관찰하거나 관심을 보이면 설명해 줄 필요가 있습니다. 자신의 성기뿐 아니라 자기와 다른 성기에 관심을 기울이는 것도 다른 몸에 대한 궁금증 때문이니 이를 두고 혼내거나 윽박지르는 것은 좋은 태도가 아닙니다. 오히려 그 궁금증에 대해 충분히 설명해줄 수 있는 가장 좋은 기회입니다.

아이한테 성기의 정확한 명칭을 알려주는 것은 중요합니다. 고추나 거기 등의 명칭으로 우회해서 부르는 경우가 많은데, 이럴 경우 자칫 성기를 지칭하고 이야기하는 것이 부끄러운 일이라는 인식을 심어줄 수 있기 때문입니다.

성기를 지칭하는 단어에는 여러 가지가 있습니다. 성별을 구분하지 않고 총체적으로 지칭하는 단어로 성기와 생식기가 있습니다. 성별을 구분한 표현으로는 음순, 음경, 보지, 자지 등이 있습니다.

성기의 기능을 이야기하면서 그저 '성기는 아기를 만들기 위해 있는 거야'라는 식의 설명을 많이 합니다. 하지만 이는 성기를 생식기로만 이해하는 설명이라 바람직하지 않습니다. 생식기는 말 그대로 생식 기능을 부각시킨 표현이므로 '성＝임신과 출산'이라는, 단순한 상관관계를 불러일으킵니다. 또 어떤 책에서는 여성의 성기를 설명하면서 자궁까지 포함해 설명하기도 하는데, 이는 여성의 성(기)을 지극히 임신과 출산에 국한해서 생각하기에 일어나는 실수입니다. 명백히 자궁은 성기가 아니니까요.

성기는 생식과 배설의 기능 말고도 즐거움과 쾌락의 기능을 합니다. 이런 기능에 대해 말로 직접 설명하지 않더라도, 성기라는 단어를 의식적으로 사용하는 것만으로도 성기의 다양한 의미를 전달할 수 있습니다.

언어는 우리의 생각과 관점을 반영합니다. 때문에 내가 어떤 단어를 선택해서 사용하는지, 또 어떤 단어를 사용할 때 불편함을 느끼고 그 이유는 무엇인지에 대해 한번 생각해볼 필요가 있습니다. 아이에게 성교육을 시작하려는 부모가 신체 명칭에 대해 정확히 아느냐가 중요한 이유도 바로 여기에 있습니다. 만약 아이에게 성기에 대해 설명한다는 생각만으로도 불편하거나 민망한 마음이 든다면, 왜 그런지 자신을 점검해볼 필요가 있습니다(1장에서 해본 체크리스트를 다시 한번 기억하세요).

성기를 가리키는 단어 중에서 보지와 자지라는 표현은 사실 순우리말이지만 사회적으로 긍정적인 의미를 갖고 있지 못하기에 거부감이 들기도 합니다. 그런 분들은 그냥 '성기'라고 부르거나, 남녀를 구별해 남자의 성기는 '음경', 여자의 성기는 '음순'이라고 설명하면 됩니다. 나아가 성기의 모양과, 남녀의 차이에 대해 조금 더 설명을 해야 할 때는 그림을 그려 알려주거나 시중에 나와 있는 성교육 그림책을 보며 설명해주는 것이 좋습니다.

물론 아주 어린아이의 경우 성기의 이름을 정확히 아는 것보다 자신에게 이러한 역할과 기능을 하는 신체 기관이 있다는 것을 정확히 설명하는 것이 중요할 때도 있습니다. 밥을 '맘마'라고 하는 것처럼 말입니다. 하지만 아이가 자라면서 밥이라는 정확한 용어를 알아가듯이 익숙하고 편하게만 지칭해왔던 용어를 정확하게 성기, 또는 음경이나 음순이라고 고쳐줘야 합니다. 만 6~7세 무렵 이후로는 성기를 정확한 이름으로 지칭할 수 있도록 신경을 써주세요.

우리 안의 3장
고정관념 깨기

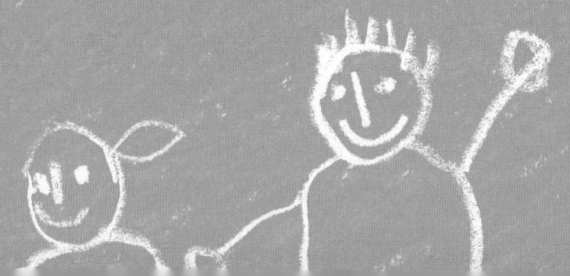

성별에 따라 아이를 다른 방식으로 키워야
한다는 생각 때문에 의외로 많은 부모들은 하지 않아도
될 고민과 걱정에 맞닥뜨립니다. 여자아이가 성적인 호기심이
많거나 자위를 할 때, 남자아이가 로봇보다는 인형이나 치마에 관
심을 더 보일 때가 그 대표적인 경우입니다.

이런 어른들의 이분법은 남성과 여성에 대한 편견을 만들어내기
도 합니다. 전업주부 엄마가 직장을 가진 아빠보다 덜 중요한 일을
하는 듯 말하거나, 여자라면 예쁘고 날씬해야 하고 남자라면 힘을
키워 여자를 보호해야 한다는 부담을 학습하게도 만듭니다.

물론 이 모든 것이 한 사람의 사회 구성원으로 살아가기 위해 감
내해야 할 부분이기도 하겠지만, 그건 여자다움과 남자다움이라는
틀이 어떤 차별이나 편견도 만들어내지 않을 때의 이야기입니다. 문

제는, 이런 틀이 늘 아이들이 좋아하는 것을 포기하게 만들고, 도전을 어렵게 하고, 눈치를 보게 만든다는 데 있습니다. 그렇기 때문에 아이를 키우는 부모로서, 아이를 키우는 사회 구성원이자 조력자로서 더욱 함께 머리를 맞대야 할 것입니다.

　우리가 수십 년간 당연하다고 생각했던 걸 한순간에 바꿔 생각하기는 쉽지 않습니다. 오히려 아주 어려운 일이지요. 특히 사람이 살아가는 방식에 대한 것이라면 더욱 그렇습니다. 이번 장에서는 대부분 살아가면서 대수롭지 않게 여겼던 것들, 또는 의문을 품은 적이 있더라도 쉽사리 답을 내며 접었던 것들에 대해 같이 이야기하려고 합니다.

당신의 외모는 몇 점인가요?

Q 여섯 살인데 벌써부터 외모에 관심이 많은 딸 때문에 고민이 많은 엄마입니다. 무엇보다 다이어트에 너무 신경을 쓰는 것 같아 걱정입니다. 뚱뚱하면 모르겠는데 그렇지도 않아요. 다이어트를 한다고 아이스크림을 안 먹는 여섯 살배기라니, 상상이 되시나요?
텔레비전에 나오는 연예인들의 모습을 보고 따라서 그러는 것 같기도 하고, 자주 다이어트를 하는 제 모습이 영향을 준 건 아닌지도 걱정됩니다. 저희 딸에게 뭐라고 말해주면 좋을까요.

      ㄴ**빈아맘** 요즘 아이들이 다 그렇더라구요. 특히 여자아이들…… 뚱뚱한 아이들은 왕따를 시키는 경우도 있던데요.

      ㄴ**나비** 여자아이들은 외모 때문에 성격도 굉장히 소극적으로 변한다고 해요. 사실 자신감 상실이 가장 걱정되는 부분이에요.

      ㄴ**울긋불긋** 요즘은 정말 모든 곳에서 'S라인'을 외치고 있으니까요. 아이들도 너무 빨리 외모에 대한 관심에 눈을 뜨는 거 같아요.

    외모에 관심을 지나치게 기울이는 아이 때문에 고민이시군요. 여섯 살이면 조금 이른 감이 있긴 하지만 여성이라면 누구나 겪게 되는 일 같습니다. 대개 일곱 살 이전의 아이들은 장난감을 가지고 놀거나 옷을 고르면서 남자 옷과 여자 옷, 남자 장난감과 여자 장난감, 이런 식의 구별을 그다지 하지 않는다고 합니다. 그러다 평균 일곱 살 무렵부터 이런 구분이 확연하게 나타난다고 하지요. 유치원이나 가족, 사회 안에서 성별 구분을 학습하기 때문입니다.

    그런데 여섯 살 딸아이가 외모에 과도한 관심을 가진다는 것은 아마도 다른 아이들보다 좀 더 빨리 여성다운 것이 무엇인지 알게 되었기 때문일 것입니다. 쉽게 말해 이제 스스로를 '여자'로 인식하기 시작했고, '여자는 이러이러해야 한다'는 고정관념을 받아들이기 시작했다는 뜻이기도 합니다.

    이런 태도가 보통보다 빨리 나타난 데는 가족을 비롯해 주위 어른들의 영향이 있다고 생각합니다. 특히 엄마의 다이어트를 자주 봤다면, 여자는 뚱뚱하면 안 된다는 생각을 자연스레 하게 되었겠지요. 외모에 대한 아이의 관심은 아마 초등학교에 가고, 중학교, 고등학교에 가면서 더 커질 겁니다.

아이의 고정관념을 깨는 일은 결코 쉽지 않습니다. 아이는 혼자 자라는 것이 아니라 우리 사회 안에서 자라니까요. 성교육 이슈 중에서도 어린이든 청소년이든 가장 어렵고 고민되는 부분이 바로 외모 가꾸기입니다. 해마다 느끼지만, 다이어트와 성형, 외모 꾸미기 등과 같이 몸에 관련한 화제는 아이들 사이에 빠르게 확산되고 있으며 이를 받아들이는 연령대도 점점 낮아지는 추세입니다.

물론 자신의 개성을 살리고 멋을 추구하는 것이 잘못된 일은 아닙니다. 오히려 문제는 우리 사회가 가지고 있는 아름다움의 기준이 너무 천편일률적이라는 점, 특히 여성들에게 적용되는 미의 기준이 거의 실현 불가능하다는 데 있습니다. 우리 아이들이 이 기준에 집착하고 맞추려 노력하는 데서 문제는 더욱 커집니다. 아이들은 외모 때문에 소심해지고 다이어트를 하느라 건강을 해치게 됩니다. 무엇보다 그러는 과정에서 실패와 우울을 경험하면서 자존감이 낮아진다는 것이 가장 큰 문제입니다.

그럼 어떻게 해야 할까요? 외모에 대한 딸아이의 과도한 관심을 바꾸고 싶다면, 어른들의 생각과 태도를 바꾸는 것 말고는 특별한 답이 없습니다. 아이가 아직 어린 지금이야말로 오히려 10대보다 더 쉽게 고정관념을 바꿀 수 있습니다.

먼저 엄마나 아빠가 평소에 여성의 몸이나 외모에 어떤 생각을 가지고 있는지, 또 어떤 태도를 보였는지 돌아봐야 합니다. 물론 엄마뿐 아니라 유치원에서 만나는 다른 여성들, 텔레비전에서 보는 여자 연예인의 영향력도 있을 것입니다. 그러나 아이들은 특히 가까운 어른들과 친구들에게 가장 큰 영향을 받기 때문에 일단은 내 가족과 주변 어른들부터 챙겨봐야 합니다.

내가 아이의 신발이나 옷을 고를 때 어떤 것을 고르는지, 머리 모양은 어떻게 해주는지 되돌아보세요. 또 쌍꺼풀이 있는지, 코가 높은지 따지지는 않았나요? 우리가 평소에 외모에 대해 얼마나 많은 평가들을 하고 칭찬과 험담을 하는지도 생각해보세요. 친구들끼리 만나도 "너 날씬해졌다!" 또는 "살 좀 찐 것 같은데?" 같은 얘기를 안부 삼아 말하고 있지는 않나요? 하루 날을 정해서 내가 아이에게 어떤 식의 외모평가를 하고 있는지, 성별에 따라 다른 평가를 하고 있는 건 아닌지 살펴볼 필요가 있습니다.

"넌 여자아이지만 원한다면 뭐든 하면서 살 수 있어!"라고 말하면서 분홍색 또는 장식이 화려한 옷만 입게 하고 예쁜 인형만 가지고 놀게 한다면, 아이는 자연스럽게 분홍을 여성의 색으로 인지하고 인형놀이를 하면서 여성의 역할을 습득하게 됩니다. 마찬가지로 엄마가 "넌 살 빼지 않아도 예뻐!"라고 아무리 말해도 엄마나 주변 사람, 미디어에서 다이어트에 매진하는 모습을 계속 보게 되면 엄마의 말에 신뢰가 떨어지는 건 당연하겠지요.

몸에 대한 만족도와 자존감은 밀접한 관계가 있습니다. 특히 여성들 중에는 다이어트에 성공하고 성형을 하면서 자신감을 찾았다고 말하는 이들이 적지 않습니다. 이는 바꿔 말하면 자신의 외모에 만족하지 못할수록, 고정관념에 사로잡혀 있을수록 성형수술이나 다이어트를 할 수밖에 없다는 뜻이 됩니다. 물론 이런 마음이 온전히 여성의 잘못은 아닙니다. 외모로 평가받기 때문에 자신의 가치를 외모로밖에 생각할 수 없는 겁니다.

언제까지 이런 말도 안 되는 잣대에 아이들마저 밀어넣고 그 과정에서 자신감 없고 소극적인 아이로 자라게 해야 할까요? 아이가 자신의 몸을 사랑할수록 당당하고 자신 있고 똑똑한 아이로 자랄 수 있는데도 말입니다.

우리가 미디어를 하루아침에 바꿀 수는 없습니다. 그렇기에 더욱 아이가 가까이서 보는 어른들이라도 올바른 여성상을 가지고 아이의 역할 모델이 되어주어야 합니다. 특히 여자아이들에게는 몸에 대한 다른 경험과 이야기들이 필요합니다. 여자아이라고 얼굴이나 몸에 흉터가 생길까 봐 조심시키고 내심 남자아이들보다 얌전하길 바란다면, 과연 딸을 위한 성형수술비를 마련하고자 적금을 든다는 부모의 마음과 무엇이 다를까요? 그보다 여자아이들에게 흥미를 가질 수 있는 다른 재미있는 활동을 하게 하면 어떨까요? 태권도나 수영처럼 몸을 움직이는 활동도 좋고 그림이나 악기를 배우는 것도 괜찮습니다. 외모가 전부가 아니라는 것을 알게 할 만한 활동들을 다양하게 시도해보는 겁니다.

그러기 위해서는 여러 가지 방법이 있겠지만 저는 운동을 추천합니다. 달리고 뛰고 차고 소리 지르고 땀을 흘리면서 몸이 온전히 나임을 느끼게 되니까요. 아이리스 영이라는 여성학자는 여자아이들의 몸에 대한 연구를 통해, 남자아이들보다 여자아이들이 몸의 공간을 훨씬 적게 차지하고자 하며 몸으로 하는 활동에 소극적이라고 얘기합니다. 이것이야말로 여성이 '여자'로 자라면서 습득하게 되는 성별 규범과 관련이 있다는 것이지요. 지하철 풍경을 떠올려보면 이해하기가 더 쉽습니다. 여성들은 자신의 몸으로 공간을 최대한 덜 차지하려고 애쓰는 반면에, 남성들은 '쩍벌남'이 되어 옆자리를 마구 비집고 들어오지 않나요? 바로 이런 모습이 우리가 각각 여자와 남자로 살아가는 방법과 연결되어 있는 것입니다.

여성이 '여자'가 되어가는 과정은 그냥 여자 성기를 가지고 있다고 자연스럽게 이루어지지 않습니다. 치마를 입고, 머리를 기르고, 얌전하게 행동하고, 귀엽게 웃고……. 이렇게 끝도 없을 것 같은 여성 규범들을 하나씩 체득하면서 비로소 사회에서 말하는 '여자'가 되는 것이죠. 한마디로 여자라는 가면을 쓰면서 비로소 여자가 되어간다는 뜻입니다. 이 과정에서 두려움, 부끄러움, 소극성 등 이른바 '여성성'의 특징들을 마치 원래 내가 지니고 있는 것처럼 받아들이는 것입니다. 그래서 더욱 여자아이들에게는 자신의 본래 모습을 경험하게 하는 게 중요합니다.

우리 아이, 차별 없이 키울래요!

Q 언제부턴가 초등학교 1학년 된 아들이 "엄마, 남자는 우는 게 아니지?", "엄마는 여자니까 나보다 힘이 약하지. 내가 지켜줘야 돼." 같은 얘기를 곧잘 합니다. 처음에는 든든하고 흐뭇했지만 누나에게 계속 "여자니까……." 하고 말하는 걸 보고 있자니 걱정되기 시작합니다. 딸아이도 저에게 가끔 남동생만 더 챙긴다고 투덜대기도 하고요. 저는 최대한 평등하게 키우려고 노력하고 있거든요. 그런데 뭐가 문제일까요?

┗ **아리송송** 우리 사회는 유난히 남자의 눈물에 박하지 않나요? ^^;

┗ **잠든사이** 성별에 대한 고정관념이 많이 줄었다고는 하지만 알게 모르게 우리 생활 속에 남아 있는 거 같아요.

아이가 어디선가 남자는 이래야 하고 여자는 이래야 한다는 고정관념을 많이 배운 것 같네요. 이제 막 초등학교에 다니기 시작했다니 아마 이런 고정관념을 배웠을 곳은 세 군데로 확 줄어듭니다. 가족, 유치원, 학교, 바로 이 세 곳이죠.

맨 먼저 가족 문화를 점검해보세요. 아빠는 물론이고 조부모가 평소 어떤 태도와 말투로 손자와 손녀를 대하는지 보고 차별적인 내용이라고 생각되면 당연히 이야기를 나누어봐야 합니다. 가족 문화는 잘 바뀌지 않고, 앞으로 아이들이 커나갈수록 외출이나 옷차림, 집안일, 가족 내 서열 등에 대해 언급할 일이 많아질 테니까요. 아이가 어릴수록 집안 어른들끼리 가족 문화를 함께 가꿔가는 것이 교육적으로도 좋습니다.

아들아이에게는 왜 그렇게 생각하는지도 물어보세요. 이야기를 잘 들어주면서 다른 사례나 의견들을 들려줘야 할 것 같습니다. 예컨대 "엄마는 여자지만 남자인 너보다 힘이 세잖아. 남자라서 늘 그렇고 여자라서 늘 그런 게 아니라 사람마다 다 다른 거야."처럼요. 텔레비전이나 책에 등장하는 인습에 젖은, 여자다운 또는 남자다운 사람이 아닌 다른 사람들도 적극 소개해주고 새로운 역할 모델을 보여주는 것도 방법입니다. 그래야 아들이 유치원이나 학교에서 듣고 온 성차별적 이야기들이 정답이라고 생각하지 않을 겁니다. 혼내거나 하지는 마시고요.

또 딸아이가 남동생만 예뻐한다고 투덜댄다면 딸아이와도 남동생이 한 말에 대해 이야기해보는 건 어떨까요? 오빠나 남동생이 있는 여성들은 대부분 자라면서 남자 형제와 평등하게 대우받지 못했다고 생각합니다. 이런 경험 때문에 속상하고 화가 나면서도 누군가에게 양보하고 희생하는 것이 버릇처럼 되어버리는 경우도 많습니다. 아마도 이런 부분을 먼저 알아차리고 자신에게 말을 걸어오는 엄마를 딸아이는 든든하게 여기고 기뻐할 겁니다.

지금 아이들을 키우고 있는 부모들은 대부분 남녀 구분 없이 공평한 교육을 받고 자란 세대입니다. 그래서 그 전 세대와 비교하면 훨씬 아들과 딸 구분 없이 평등하게 키우고 있다고 생각하지요. 이전에 비해서 많이 평등해진 것은 사실입니다. 아들은 부엌에 들어가면 안 되고 딸은 교육시킬 필요가 없다고 생각하는 부모들은 이제 없으니까요. 하지만 아들과 딸을 똑같이 학원에 보내고 똑같이 옷을 사주는 것이 평등한 양육의 전부는 아닙니다.

우리 머릿속에는 이미 여자와 남자, 여자다운 것과 남자다운 것이라는 성별이분법이 견고하게 자리 잡고 있습니다. 이런 미세한 성차별에 민감한 부모가 되기는 참으로 어려운 일이지요. 하지만 이런 것을 놓치지 않고 살펴야 하는 이유는 생활 속에서 별로 신경 쓰지 않고 하는 이런 행동들이야말로 아이들에게 직접 영향을 미칠 수 있기 때문입니다.

Q 유치원 다니는 우리 아들은 마음이 약해서인지 저나 남편이 조금만 목소리를 높여도 눈물이 글썽해집니다. 놀이동산에 가도 바이킹이나 회전열차는 탈 생각도 안 합니다. 남편이 억지로 태우려고 하면 발버둥을 치면서 웁니다. 그때마다 제가 눈치를 보게 돼요. 남편은 제가 너무 연약하게 키워서 그렇다고 하거든요.

┗ **바람** 무서운 놀이기구를 잘 탄다고 '남자다운' 건 아닌데 말이에요; 남편 분 너무하시네요.

┗ **나나이로** 근데 왜 남편들은 아이가 맘에 안 드는 행동을 하면 전

우리 사회에서 남성은 여성에 비해 감정 표현을 자제할 것을 요구 받습니다. 주로 여성은 감정적이고 남성은 이성적이라고 여기는데, 감정보다는 이성에 더 높은 가치를 두지요. 이런 문화적 경향 때문에 남자아이들이 느끼는 것을 그대로 표현하면 '너무 감정적'이고 '계집애' 같다고 생각하는 겁니다. 그런 점은 고쳐야 하고 씩씩함을 좀 더 키워줘야 한다고 생각하지요.

또 하나, 남자다움은 강함과 동의어로 여겨집니다. 남자들은 무거운 것도 번쩍번쩍 들 수 있어야 하고 위험이나 공포에도 겁이 없어야 한다고 생각하죠. 군대 문화를 떠올려보면 단박에 우리 사회가 남성들에게 무엇을 요구하는지 알 수 있습니다. 불철주야 부인, 여자친구, 가족을 지키기 위해 '강한 남성'이 되어야 하고 그렇기 때문에 더더욱 무서움, 두려움, 슬픔 등을 표현하는 것은 남자답지 않다고 말합니다. 철저히 자신의 감정을 통제해야 하지요. 어떤 관계에서나 늘 여성을 끌어가야 하고 여성보다 경제적으로도, 물리적으로도, 심적으로도 강해야 한다는 압박을 받는다는 뜻입니다. 이렇다 보니 남편 분이 눈물을 잘 흘리거나 무서운 놀이기구를 타지 않으려는 아들이 씩씩하지 못하다고 생각하는 겁니다.

그런데 조금만 깊이 들여다보면 바로 이런 생각이 문제의 근원이란 걸 알 수 있습니다. 이런 사회적 통념이 소통할 줄 모르는 남성들이 겪는 중년의 위기나 완력으로 관계를 맺는 성폭력 가해자들을 만들어내고 있는 건 아닌지 살펴볼 필요가 있습니다.

감정 표현이야말로 관계 맺기의 기본입니다. 내가 지금 어떤 기분이라 이런 말을 한다, 이게 바로 의사소통인 것이죠. 그런데 보통 남자들은 누군가와 깊은 이야기들을 나누는 것을 '수다' 또는 '시시콜콜한' 이야기라고 폄하하는 경우가 많습니다. 하지만 누군가에게, 심지어 가족이나 친구에게조차 자신의 감정을 토로하고 속내를 끄집어낼 수 없다면 정말 슬픈 일 아닐까요?

누군가와 관계를 맺는 것, 소통하는 것, 대화하는 것은 표현하고 공감하는 능력이 없으면 불가능합니다. 여성들은 수다를 통해 스트레스를 해소한다고들 합니다. 이는 대화를 통해 자신의 감정을 표현하고 그것이 보편적 감정임을 공감하면서 알게 되기 때문입니다. 남편이나 남자친구, 시집, 직장에 대한 수다는 서로의 상처와 괴로움, 외로움, 슬픔, 기쁨과 같은 감정을 맘껏 표현하면서 서로 받아주고 이해하고 공감하는 과정을 거치며 모두에게 힘을 북돋는 거죠.

과연 무엇이 남자다운 삶일까요? 남성으로서 꼭 살아내야 할 삶은 무엇일까요? 도대체 남자답다는 게 뭐지요? 무엇보다 지금까지의 남성상이 남성으로서 행복한 삶인지, 또 앞으로 커갈 남자아이들에게도 이와 똑같은 삶을 살게 하고 싶은지에 대한 고민은 꼭 해보고 넘어갈 필요가 있습니다.

Q 치마를 입고 싶어 하는 우리 아들 때문에 걱정입니다. 치마를 입고 유치원에 가겠다고 고집을 부리기도 하고 옷을 고를 때도 분홍색이나 흰색을 더 좋아합니다. 이런 아이의 모습을 볼 때마다 혹시 무슨 문제라도 있는 건 아닌지 걱정이 이만저만이 아닙니다. 우리 아들, 남자답게 키우려면 어떻게 해야 할까요?

ㄴ **울긋불긋** 우리 집에도 있어요! 남자아이인데 파란색보다는 분홍색을 훨씬 더 좋아한답니다.

ㄴ **장갑토끼** 제 친구 아들도 가끔 엄마 옷에 관심을 보이거나 엄마가 화장하는 모습을 물끄러미 보며 화장품을 만지작거리기도 한대요.

이 질문에 결론부터 이야기하자면, 치마를 입고 싶어 하는 아이는 그냥 둬도 된다는 겁니다. 어릴 때 누구나 그런 경험이 있지 않나요? 여자아이라도 로봇이나 총 같은 장난감에 흥미를 보이기도 하고 분홍색이나 엄마 화장품에 관심을 보이는 남자아이도 있으니까요.

그런데 부모들은 이런 아이들을 보며 '이 정도까지는 괜찮다'고 생각하는 마지노선을 갖고 있습니다. 질문 속 어머니도 바로 그 마지노선을 넘었다고 판단했기 때문에 걱정하는 것이겠지요. 곰인형과 분홍 옷에 대한 선호보다도 치마를 입고 싶어 한다는 바로 그 사실 때문에 선을 넘었다고 생각하는 겁니다.

사실 대개 아이들은 유치원에 다니면 금세 치마가 여자 고유의

물건이라는 사실을 깨닫게 됩니다. 자라면서 사회에서 원하는 성별 규범을 학습할수록 치마가 입고 싶어져도 이를 겉으로 드러내지 않게 됩니다. 그게 이상해 보인다는 것을 알고 있으니까요. 물론 이런 인식이 바람직한지에 대한 판단은 나중 문제입니다.

아이들이 여자 색깔, 남자 색깔, 여자 옷, 남자 옷 이렇게 구별하려고 드는 시기는 대개 학교에 들어가기 직전, 유치원에 다니면서부터입니다. 그러니 이제 막 유치원에 다니기 시작한 아이라면 더욱 제재를 가하거나 굳이 남자는 치마랑 어울리지 않는다고 부모가 나서서 자꾸 이야기하지 않아도 된다는 겁니다. 사실 치마를 입고 싶어 한다고 이를 무조건 성 정체성의 문제로 연결하는 것은 너무 이른 걱정이라는 생각이 듭니다.

한때 EQ가 화두가 된 때가 있었습니다. 지능 지수인 IQ보다 감성 지수인 EQ가 훨씬 더 중요하다고 입을 모으던 때가 있었습니다. 최근 성교육에서도 이 감정 표현, 상대방에 대한 배려와 서로의 느낌을 존중하도록 강조하고 있습니다. 특히 성폭력 예방교육에서 중요하게 다루고 있지요. 낯선 사람의 성폭력보다 또래 사이의 성폭력이 더 많이 일어나면서 성폭력감수성에 대한, 더 넓게는 인간에 대한 배려와 인권감수성에 대한 일깨움이 기본이 되어야 한다는 데 의견을 같이하게 된 겁니다.

누군가의 아픔을 공감하고 자신의 느낌을 다른 사람에게 '잘' 전달하는 것은 아마 앞으로 더욱 중요하고 필요한 가치가 될 겁니다. 그런 점에서 아이의 감정과 느낌을 배려하지 않고 사회가 만들어놓은 틀에 아이를 우겨넣으려는 것은, 아이가 커갈수록 자신을 잃고, 결국 사회가 원하는 삶을 억지로, 의무감에 눌려 살아가게 할 가능성이 있습니다. 아이가 성별을 떠나 자기가 좋아하는 것과 잘하는 것에 주목하고 그 특성을 더 키우도록 도와주는 것, 그것이야말로 아이들이 행복한 어른으로 자라는 데 필요한 도움이 아닐까요?

집안일은 누구의 몫일까요?

Q 저는 직장을 다니는 엄마입니다. 얼마 전 아이가 그러는데, 친구들이 저처럼 엄마가 직장을 다니는 친구랑은 놀지 말라고 했다는 겁니다. 그 집 엄마들이 그랬다고요. 그 말을 듣는데 마음이 너무 아팠습니다. 아이가 왜 그 엄마들은 일하는 엄마를 싫어하냐고 물어보는데 아무 말도 할 수 없었습니다. 어떻게 말해주면 좋을까요?

> ↳ **바람계곡** 앗, 저도 일하는 엄만데 이 무슨 소리인가요? -_- 바깥에 나가 일하는 만큼 아이에게 더 각별히 신경 쓰고 있는데……. 괜히 서러워집니다.

> ↳ **나비** 마음이 아프네요. 집에서 일하든 밖에 나가 일하든 엄마 마음은 다 똑같은데 말이에요.

오늘날 '양육'의 의미는 너무나 전문화가 되었습니다. 엄마의 역할은 단순한 가사노동뿐 아니라 아이의 시간을 체계적으로 관리하고 전폭적인 지원까지 해야 하기 때문에 하루 24시간이 부족할 지경입니다. 성장에 맞춰 어떤 음식을 먹여야 하는지, 조기교육은 언제부터 어떤 내용으로 시작해야 하는지, 어디에 유명한 유치원이나 학원이 있는지 등등을 다 알아야 합니다.

상황이 이렇다 보니 아이를 종일 관리하는 전업주부 엄마 입장에서는 밖에 나가 일하는 엄마가 아이를 제대로 돌보지 못한다고 여기게 됩니다. 그런 아이는 뭔가 결핍되어 있고 나아가 내 아이에게 나쁜 영향을 미칠 수도 있다고 생각하는 거지요. 이런 사고는 아이가 엄마와 함께여야 한다는 우리 사회의 뿌리 깊은 고정관념이 낳은 결과이기도 합니다. 오늘날처럼 이혼 가정이나 조부모 가정, 한부모 가정 등 다양한 가족들이 공존하는 사회에서 이런 고정관념은 차별을 불러옵니다.

너무나 당연한 이야기지만 직장 다니는 엄마가 아이를 잘 돌보지 못한다는 것은 편견에 지나지 않습니다. 아이와 함께 있는 시간이 물리적으로 적을 뿐이지요. 직장 다니는 엄마는 스스로 자신이 아이들과 시간을 잘 보내지 못한다고 생각하기에 집에 있는 동안에는 오히려 더 신경을 쓰고 아이에게 관심을 쏟을 수 있습니다. 그리고 밖에 나가 일하는 엄마는, 여자는 집에 있어야 한다는 전통적인 성별이분법과는 다른 역할 모델이 되어줄 수도 있고요. 더 중요한 것은 아이들이 집이 아닌 다른 공간에서 많은 시간을 보내는 요즘 아이를 '잘' 돌본다는 말의 뜻이 무엇인지 생각해볼 필요가 있다는 것입니다.

다른 전업주부 엄마들과 비교하기보다는 엄마가 일하는 것의 의미를 아이에게 충분히 설명하는 것이 좋습니다. 엄마나 아빠가 집에 없더라도 독립적이고 씩씩하게 지내는 아이를 지지하는 방식으로 접근하면 도움이 될 것입니다.

Q 부모님 뭐 하시냐는 질문에 아빠는 회사 다니고 엄마는 '논다'는 아이의 대답을 듣고 속이 상했어요. 딸아이가 집안일하고 아이들 챙기는 엄마의 일을 별일 아니라고 생각하는 것 같아요. 엄마가 하는 집안일도 아빠의 회사일 못지않게 중요하다는 것을 어떻게 설명해야 할지 모르겠습니다.

    ┗ 아리송송 세상이 아무리 바뀌었다고 해도 여전히 집안일은 평가절하되는 것 같습니다. 기운 빠지는 일이네요.

    ┗ 우당탕탕 아이가 그런 말 하는 걸 보면, 저는 너무 섭섭할 거 같아요.

우리 사회는 산업사회로 넘어가면서 조금씩 일터와 가정을 분리하기 시작했습니다. 집이 '쉼터'라는 인식이 확고해지면서 아이들이나 남편들은 집에 돌아오면 환한 미소와 맛있는 음식, 깨끗한 공간을 기대합니다. 그것이 밖에서 돈을 벌거나 공부를 하고 온 가족들을 위한 온당한 대우라고 생각하게 된 거지요. 전업주부 여성에게 부과되는 일이 그 이전보다 훨씬 정교하고 많아진 셈입니다.

이제 전업주부 여성은 세탁, 청소, 요리, 장보기 같은 물리적인 노동뿐 아니라 남편이나 아이의 기분을 맞춰주기 위한 감정 노동까지 하게 됐습니다. 남편이 아무리 짜증을 부리고 돈 버는 게 힘들다고 생색을 내도 잘 다독이고 쉬게 해서 다음 날 무사히 출근하도록 하는 것, 이것이 대표적인 감정 노동이죠.

더구나 가사 노동에는 금전적 대가가 지불되거나 휴일 또는 휴가가 있는 것도 아닙니다. 사실 전업주부는 24시간 365일 일하고 있다고 해도 과언이 아닙니다. 한마디로 전업주부에게 집은 남편이나 아이들처럼 '쉼터'라기보다는 그 자체로 '일터'가 되는 거죠.

하지만 질문에 나오듯 대부분의 남편이나 아이들은 집에 있는 엄마가 집에서 종일 '논다'고 생각합니다. 남편이나 아이 입장에서 집은 쉼터이기 때문에 그런 쉼터에 종일 있는 아내이자 엄마가 노는 사람이 되는 거죠. 전업주부들에게 집은 결코 쉼터가 아니라는 점을 전혀 인식하지 못합니다. 때문에 이런 인식부터 바꾸는 것이 필요합니다.

먼저 전업주부에 대한 아이의 인식을 바꾸기 위해서는 가사 노동에 대한 가족 문화를 바꾸는 것이 중요합니다. 가사 노동에 대한 설명을 해주는 것도 좋겠지만 그보다 아이들에게는 구체적인 예시들이 필요할 것입니다. 예컨대 주말이나 휴일에 모든 가족이 집에 있을 때 아이와 남편에게 오늘은 가사 노동을 직업으로 가진 엄마도 늦잠도 자고, 설거지도 안 하고, 밥도 안 하면 좋겠다고, 이 일들을 함께 나누어 하자고 말을 꺼내보세요. 또는 엄마가 며칠 집을 비울 일이 생길 때 아이에게 해야 할 일들을 비교적 상세하고 꼼꼼하게 일러주는 거예요. 그리고 다녀와서 그 경험에 대해 얘기하면서 엄마의 '일', 집 안과 옷을 깨끗하게 유지하고 매끼 식사를 하는 데 필요한 일에 대해 설명해줄 수 있겠죠. 또 가사 노동에 얼마의 돈이 드는지도 함께 계산해볼 수 있습니다. 매 끼니를 밖에서 사먹는다면, 가사 도우미가 와서 청소를 해준다면, 날마다 생기는 빨랫거리를 세탁소에 맡긴다면 하고 말이에요. 이렇게까지 따지는 게 치사하게 느껴지기도 하지만 전업주부 여성들이 어떤 일을 하는지, 그 일이 얼마나 고되고 티가 안 나는지는 여성들 스스로가 말하지 않으면 아무도 알아주지 않습니다.

밖에서 일하는 여성이나 전업주부 여성 모두 '일'하는 엄마라는 점에서는 똑같습니다. 아이를 기른다는 점에서도 같죠. 하지만 양쪽 모두 불편함을 느끼게 되는 가장 근본적인 이유는, 집안일과 양육의 책임이 오롯이 여성의 몫으로 부과되기 때문입니다. 일하는 아빠도 일하는 엄마만큼이나 양육에 참여하지 못한다는 데 심리적인 불편함이나 콤플렉스를 느낄까요? 집안일과 양육은 부인, 엄마, 여성의 몫이라는 고정관념이 밖에 나가 일하는 엄마와 집에서 일하는 엄마 모두를 불편하게 만들고 나아가 서로에게 미묘한 감정을 갖게 하는 겁니다. 하지만 양쪽 모두 공통점이 훨씬 많다는 걸 떠올리면 어느 쪽이든 엄마로서 아이들에게 훌륭한 역할 모델이 되어 좋은 영향을 미칠 겁니다.

당신의 가족은 어떤 모습인가요?

Q 평소 자주 만났던 친척 중에 이혼한 집이 있어요. 이혼한 뒤로 그 가족을 만나면 저희 집 아이는 이혼은 나쁜 건데 삼촌네는 왜 이혼했냐고 자꾸 물어요. 사실 아이가 유치원 다닐 때, 친한 아이의 엄마가 이혼한 걸 두고 제가 이혼은 별로 좋지 않다고 얘기한 적이 있거든요. 이제 와서 다시 이혼에 대해 뭐라고 설명해야 할지 고민됩니다.

　┗ **장갑토끼** 저 같아도 우물쭈물했을 거 같아요. 사는 과정에서 불가피하게 벌어지는 일인데 왜 우리는 이혼이란 단어 앞에서 움츠러드는 걸까요?

　┗ **나나이로** 예전보다는 많이 나아졌다고는 하지만, 여전히 우리 사회는 이혼에 대한 편견을 깨지 못하는 것 같아요.

대부분의 사람들이 이혼을 나쁘게 말하는 건 엄마와 아빠, 아이로 이루어지는 통상적인 가족 형태의 균형이 깨지면서 엄마와 아빠, 저마다의 역할이 없어 아이의 정서가 불안해진다고 생각하기 때문입니다.

그런데 조금 다르게 생각해보면 어떨까요? 이혼이 엄마와 아빠의 역할 부재로 문제가 된다면, 사별 때문에 생긴 한부모 가족을 비롯해 조부모 가족, 기러기 가족, 주말 가족은 어떻게 설명해야 할까요? 이들이 이혼 가정과 어떤 점이 다르다 할까요? 만약 아빠가 양육에 별 관심도 없고 날마다 늦게 들어오는, 간혹 일찍 와도 겨우 저녁 한 끼 같이 먹고는 아이와 별 대화도 안 하는 전형적인 한국형 아빠라면, 아빠는 이 가정에서 어떤 역할을 하는 걸까요?

이혼이 아이의 정서에 나쁜 영향을 미친다는 말을 반박하자면 더 많은 사례를 쏟아낼 수 있습니다. 예를 들어 아이들이 날마다 서로에게 언성을 높이는 엄마 아빠를 보며, 그래도 겉으로는 화목한 가족인 양 지내는 가족 안에서 자라는 것이 좋을까요? 아니면 이혼가정에서 어느 한쪽과 살지만 좀 더 많은 관심 속에 자라는 것이 좋을까요? 아이의 정서에 과연 어떤 쪽이 더 부정적인 영향을 미칠까요?

제가 이렇게까지 극단적인 예를 들어 이야기하는 이유는 이혼이 좋다, 나쁘다를 판단할 문제가 아니라는 것을 말하기 위해서입니다. 엄마 아빠가 모두 있고 겉으로는 단란해 보이는 가족 또한 안에서는 나름의 문제가 있을 수 있다는 거지요. 가족 안의 다양한 사정들을 보지 않고 단순히 엄마 아빠가 모두 있느냐 없느냐만을 가지고 그 가족과 아이들을 판단해서는 안 될 것입니다.

아이와 이혼에 대해 이야기를 나눌 때는 함께 모여 사는 것보다 떨어져 사는 것이 더 행복한 가족도 있다는 걸, 다른 사람들은 도저히 알 수 없는 그 가족들만의 사정이 있다는 걸 잘 설명했으면 합니다. 이혼 그 자체가 무조건 나쁜 것이 아니며 더 행복하게 살기 위해 어렵게 내린 결정이라는 것, 이혼한 가족을 함부로 말하는 것이 오히려 더 좋지 않은 일이라고 일러주면 어떨까요? 분명 다른 사람을 배려하는 부모의 마음이 아이에게도 잘 전달이 될 겁니다.

딸아이인데 왜 이런 거죠?

Q 초등학교 2학년인 딸아이는 성에 관심이 많습니다. 유치원에 다닐 때 성교육을 몇 차례 받고 난 뒤로 집에 와서 저한테 성에 대해 이것저것 물어보기 시작했습니다. 섹스가 뭔지, 자위를 해도 되는지, 이런 질문을 해요. 차라리 아들이 그런 질문을 하면 그러려니 하면서 같이 성교육 관련 책이라도 보겠는데 딸아이가 그러니 너무 당황스럽네요. 그대로 둬도 되는 건지 잘 모르겠어요.

　　우당탕탕 이상하게 딸의 성적 호기심 앞에서는 당황하게 돼요. 잘 설명해줘야지 싶다가도 한편으로 지금 거기까지는 몰랐으면, 하는

마음이 더 크니 말이에요. ^^;

┗ 잠든사이 우리가 이렇게 머뭇거리는 동안에도 아이들은 이미 '실속 있는' 정보는 알아서 자체 공수하고 있을걸요?

딸아이가 보이는 성적 호기심 때문에 고민이시군요. 자위나 야동에 대해 어머니들이 하는 걱정 대부분은 아들보다 딸일 경우가 더 많은 듯합니다. 떨리는 목소리로 "우리 딸이 자위를 하는 것 같은데 어떡하죠?", "딸아이가 성적 호기심이 너무 지나친 것 같아 걱정이에요!" 같은 상담전화를 한두 번 받은 게 아니거든요.

먼저 아이가 성적인 호기심을 표현하는 것은 전혀 문제가 없습니다. 그 아이가 딸이든 아들이든 상관없이 말이죠. 섹스가 뭔지, 자위가 뭔지는 뒤에 나오는 4장으로 대답이 될 것 같습니다. 여기서는 딸아이의 성적인 호기심이 왜 엄마를 당황스럽게 하는지에 중점을 두고 이야기하려고 합니다.

우리 사회는 보통 남성의 성적인 관심이나 행동을 여성에 비해 훨씬 더 관대하게 바라봅니다. 남성의 성적 욕망이 본능적으로 더 세다는 고정관념도 한 몫 하는 데다 여성은 자고로 성적으로 순진하고 정숙해야 한다는 선입견 때문이죠. 성적인 욕망이 있고 성 행동에 적극성을 보이는 게 왜 남성다움의 상징이 되었는지는 한번 생각해볼 일입니다.

'남성은 성 충동을 억제하지 못한다'가 우리 사회에 널리 퍼져 있는 '정설'입니다만, 1990년대 실제로 대한민국에서 이런 가설을 두고 남성들에게 설문조사를 했던 적이 있습니다. 여기서 약 78퍼센트의 남성이 '당연히 참을 수 있다'라고 답했습니다. 그러면 왜 참지 않느냐고 묻자 대부분 '참지 않아도 되기 때문'이라고 답했습니다. 그 말이 정답인 셈이죠. 남성은 굳이 성욕을 참지 않아도 해소할 수 있는 통로가 많으니까요. 야동을 봐도 되고 자위를 해도 되며 전화방에 전화를 할 수도 있고 더 적극적으로 나서서 성매매를 할 수도 있습니다. 무엇보다 자신의 성적인 욕구를 있는 그대로 인정하고 해소할 수 있다고 생각하는 거지요.

반면에 여성은 어떤가요? 우리 사회는 여성이 성적으로 무지하기를, 한없이 순결하기를 바랍니다. 성적인 호기심을 드러내거나 성적 경험을 이야기라도 하게 되면 곧장 '헤픈 여자', '밝히는 여자'라는 꼬리표가 붙습니다. 성폭력 피해자가 오히려 손가락질을 받고, 외도한 남편보다 아내가 더 욕을 먹고, 성을 산 남성보다 판 여성을 더 나쁘게 여기는 것도 다 이런 이중규범 때문이죠. 때문에 부모 입장에서 보면 아들보다는 딸이 성적인 궁금증을 표시할 때 더 당혹스럽고 걱정되는 마음이 앞서게 되는 것이지요.

하지만 부모가 이렇게 아들과 딸, 각자의 성에 대한 이중적인 잣대를 가지고 있으면 이는 아이들에게도 고스란히 전해집니다. 딸이 성과 관련된 질문을 하거나 경험을 이야기할 때 당황스러운 표정을 짓거나 얼굴을 찡그리거나 이야기를 딴 데로 돌리는 등의 태도를 보이면, 아이는 자신이 무언가 하지 말아야 할 이야기를 했다고 생각하게 됩니다.

지금이야말로 여성과 남성에게 가해지는 성적인 이중규범을 그대로 인정하고 받아들이기보다는 비판적으로 들여다보고 아이들이 이런 이중적 잣대에서 자유로울 수 있는 묘안을 생각해봐야 할 때가 아닐까 합니다.

아이에게도 4장
'성'이 있다

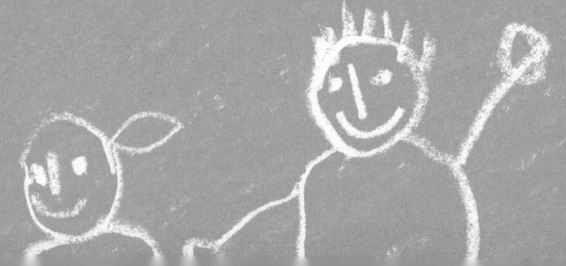

만지기만 해도 커지는 자신의 성기를 자꾸 만지려 드는 세 살배기는 엄마를 놀라게 합니다. 동물의 짝짓기를 흉내 내는 유치원 아이들의 놀이는 보는 어른들의 얼굴을 붉게 합니다. 초등학교 컴퓨터 교실에 가보면 컴퓨터마다 즐겨찾기에 음란 사이트가 등록되어 있는 경우가 많습니다. 부모가 집을 비운 사이 자신들만의 '나이트클럽'을 만들어 남자친구와 껴안고 춤을 췄다며 임신을 고민하는 초등학교 4학년 여자아이의 상담 앞에서는 더욱 난감해집니다.

하지만 아이들의 이런 행동은 유별나거나 특별한 것이 아닙니다. 형태만 달라졌을 뿐 성에 대한 아이들의 관심은 예나 지금이나 별반 다르지 않습니다. 차이가 있다면 아이들을 자극하는 요소는 점점 강해지고 많아졌는데 아이들의 성을 바라보는 어른들의 태도는 거의 달라지지 않았다는 것입니다.

아이들은 몸이 크면서 호기심과 궁금증으로 많은 질문들을 던집니다. 그러는 과정에서 당연히 '성'을 묻기 시작합니다. 또한 성장과정에서 생기는 몸과 감정의 변화, 생각의 변화들에 대해 정서적으로 가까운 부모에게 이해와 지지를 받고 싶어 합니다.

이런 아이들에게 우리는 어떤 부모, 어떤 어른일까요? 아이들이 성적인 존재라는 이론에는 반대하지 않지만 대개는 아이를 '성'과 연결시키는 것은 아무래도 지나치다고 생각합니다. 이는 아이들의 성을 이야기하기에 불편한 주제라 여기기 때문입니다. 하지만 '성'에 대한 이야기, 성기, 자위와 성교, 월경과 몽정, 임신과 피임, 이성교제와 야동 등에 대해 더는 망설이지 말고 아이들과 이야기를 시작해야 하는 것 또한 오늘날 부모에게 요구되는 중요한 역할 중 하나입니다.

내 아이의 '성'

Q 남편이 목욕하고 나면 알몸으로 욕실에서 나옵니다. 세 살짜리 딸 보기 민망하니까 옷 좀 입고 나오라고 아무리 말해도, 애가 어린데 어떠냐면서 막무가내예요. 아직 어리긴 하지만 아이들에게 자신과 성이 다른 부모의 알몸을 있는 그대로 보여주는 게 교육상

괜찮을지 걱정되네요.

> ┗ **수피** 정말 이해가 안 됩니다. 남자들은 왜 목욕하고 맨몸으로 덜렁거리며 나오는 거죠? 엄마와 딸끼리 있어도 여자들은 안 그렇잖아요.

> ┗ **꿀물** 우리 딸은 2학년인데도 아직 아빠랑 목욕할 때가 있어요. 제가 귀찮으면 아빠 샤워할 때 밀어넣어버리거든요. ^^; 딸은 아직까지 별 반응이 없긴 한데, 이젠 귀찮더라도 엄마인 제가 씻겨야 할까요?

이 질문은 조금 어렵습니다. 가족의 특수성, 개인과 문화의 차이에 따라 답이 달라질 수 있거든요. 가족 모두가 옷을 벗고 다니는 것, 스킨십 하는 것이 너무나 자연스럽고 가족들 중 누구도 불편한 마음이 들지 않는다면 상관없겠지만, 그런 경우는 한국 사회에서 찾아보기 힘들지요.

일단은 제가 접하고 있는 문화권 안에서, 제가 만나는 부모와 아이들을 참고로 이야기를 풀어가도록 하겠습니다. 그러니 제 말이 정답이라기보다는 성교육자로서 할 수 있는 최대한의 조언이라는 걸 먼저 기억해주세요.

아이 앞에서 훌렁훌렁 옷을 벗으시는 아빠들이 많습니다. 어린이를 말 그대로 '뭘 모르는 어린애'로만 생각하기 때문에 일어나는 일이지요. 딸아이가 중학생이 되고 고등학생이 되어도 그런 경우가 종종 있더군요. 씻거나 옷을 갈아입을 때가 아니라도 늘 집에서 윗

옷을 벗고 지내는 아빠도 많습니다.

여기서 궁금한 여러분을 위해 먼저 답을 말하자면, 부모의 벗은 몸을 함부로 보여주는 것은 교육상 바람직하지 않습니다. 그 까닭은 크게 두 가지 이유를 들어 이야기할 수 있습니다.

첫째, 아이들이 가장 먼저 보고 배우는 것이 바로 집 안에서 이루어지는 부모의 행동이라는 점입니다. 성과 관련된 행동과 마찬가지로 옷을 벗는 것은 사적인 행동이고 그에 적합한 공간이 있습니다. 부모는 자신의 행동을 통해 아이들에게 이를 알려줘야 합니다. 설사 지금은 잘 모른다고 해도 아이는 금세 자랍니다. 집이 부부 두 사람만 사는 공간이 아니라는 걸 인지하고 조금씩 훈련한다는 마음으로 바꿔가는 편이 좋습니다. 가족이라고 해서 벗은 몸을 봐야 한다면, 이는 누군가에게는 조금 심하게 말하면 폭력이 될 수도 있습니다.

둘째, 남성들은 옷(윗옷)을 벗고 있어도 된다는 암묵적인 메시지를 아이에게 전달할 수 있다는 점입니다. 물론 가족끼리 자유롭게 서로의 몸을 보는 것이 좋다고 생각하는 분들도 있지만, 집에서 옷을 벗고 있는 건 90퍼센트가 아빠거든요. 아이 앞에서 '교육'을 목적으로 벗은 몸을 보인다는 엄마들도 있는데, 설마 아이가 다 큰 다음에도 그럴 생각은 아닐 겁니다. '엄마는 옷을 벗고 다니지 않는데 아빠는 그런다. 그런데 엄마는 여자고 아빠는 남자다.' 아이가 이런 식으로 성구별을 공식으로 학습하게 되는 것이 가장 큰 문제입니다. 별것 아닌 듯하지만 이런 사소한 것들이 그 사회의 성 의식과 문화를 만드는 것이지요.

특히 성교육을 하면서 10대 아이들을 자주 만나고 느꼈습니다만, 여자아이들은 자신의 몸을 너무 보호하고 통제하려고만 하는 반면, 남자아이들은 자신의 몸에 대한 사적인 인식이 그다지 없는 경우가 많습니다. 아무 데서나 웃통을 벗는다거나 자신의 몸을 함부로 보여준다거나 다른 친구의 성기를 자기 것인 양 만지는 장난이 그 증거입니다. 가족 문화가 사회에 어떻게 반영되는가를 보여주는 예이기도 하지요. 아이가 어릴 때부터 부모 스스로 자신과 타인의 몸, 나아가 성에 대한 올바른 인식과 배려를 보이는 가정을 만들면 어떨까요?

Q 어린이집에 다니는 다섯 살짜리 딸이 있습니다. 동네에서도 그렇고 친척들이 모이는 자리에서도 그렇고 주변 어른들이 귀엽다며 딸에게 곧잘 볼이나 입술에 뽀뽀하라고 시킵니다. 저는 그게 영 불편합니다. 나이 든 남자 어른들이 그럴 땐 더욱 그런 마음이 들어요. 제가 과민반응을 보이는 걸까요?

↳ **나비** 그게 상황에 따라 다르더라고요. 제가 싫어하는 어른이 그럴 때만 찝찝해지는 건 왜일까요? ^^;

↳ **잠든사이** 뽀뽀 자체가 문제가 아니라, 일방적이라는 게 문제 같아요.

우리나라에서는 아이나 부모의 동의를 구하지 않은 채 마음대로 스킨십을 하거나 신체 일부를 만지는 일이 비일비재합니다. 개인보다는 가족을, 맺고 끊기보다는 모두 한 가족이라는 친밀감을 중요시하는 한국 문화의 특수성이 한 몫 하는 것 같습니다. 얼마 전까지만 해도 남자아이의 성기를 대놓고 만지작거리는 일이 많았지요. "우리 손주, 고추 얼마나 컸나 보자!"며 아이의 바지를 내리는 할아버지나 할머니들을 보기가 어렵지 않았습니다.

이런 상황에 대한 반응에는 개인차가 있습니다. 자연스럽게 생각하는 사람이 있는 반면, 불편함을 느끼는 사람도 있지요. 이는 저마다가 지닌 나이와 문화 차이 때문입니다.

그런데 중요한 것은 아이가 조금씩 자기표현을 할 때가 되었을 때입니다. 이 역시 아이마다 개인차가 있어 정확한 나이를 제시하긴 어렵습니다. 어른들이 아이에게 뽀뽀를 시킬 때 아이가 불편함 없이 자연스럽게 행동한다면 그리 크게 걱정하지 않아도 됩니다. 하지만 얼굴을 찌푸린다거나 손을 뻗어서 어른의 얼굴을 막는다거나 하는 식으로 싫다는 의사표시를 할 때는 억지로 뽀뽀를 하거나 함부로 만지는 일은 없어야 합니다.

아이가 이런 표현을 할 때는 아이가 갖는 느낌에 대해 확신을 주세요. 싫으면 참지 말고 조금 못돼 보여도 자기표현을 하라고 해주세요. 아이들은 늘 알게 모르게 착한 아이가 되어야 한다는 학습을 받고 있기에 '싫다'고 말하는 훈련이 잘 되어 있지 않거든요. 참고 양보하는 것을 미덕으로 삼는 우리 문화에서는 더욱 어려운 일입니다. 부모들끼리 이런 이야기들을 문화 운동 차원으로 널리널리 공유하면 아이를 대하는 어른들의 마음가짐이 좀 더 빨리 달라지지 않을까요?

요즘은 어른들이 불쑥불쑥 맘대로 아이의 성기를 만지는 일은 많이 없어졌습니다. 그러나 여전히 아이들은 무성적인 존재로 '취급'받고 있지요. 아이가 자위를 한다고 깜짝 놀라는 것, 아이 앞에서 어른의 벗은 몸을 보여주거나 시도 때도 없이 일방적인 스킨십을 하는 것, 이런 행동 모두가 아이를 성적인 존재로 보지 않기 때문입니다.

이건 아이들에게는 사생활이 없다고 생각하는 것과도 밀접한 관련이 있습니다. 아이들을 개별적인 주체로 보지 않는다는 뜻이지요. 그래서 아이가 중학생이 되어도 일기장을 보려 하고, 방문을 닫고 있으면 불안해하는 부모가 많습니다.

아이들에게 성교육을 하고 싶다면, 부모로서 좋은 성교육자가 되고 싶다면 무엇보다 아이들을 독립적이고 주체적인 존재로 보는 '훈련'이 필요합니다. 아이가 '아직 어리니 괜찮다'라는 마음보다는 '곧 클 텐데 얼른 시작해야겠다'는 마음가짐이 훨씬 더 중요합니다.

 초등학교 3학년 남자아이를 둔 엄마입니다. 두 달 전부터 소변을 누고 나서도 자꾸 마렵다기에 비뇨기과에 데리고 갔더니 아무 이상이 없다는 겁니다. 뭔가 심리적으로 불안한 게 있는 것 같아 꼬치꼬치 캐물었더니 아이가 울면서 괴롭다고 하네요. 이유는 자기가 요즘 들어 자꾸 이상한 생각을 한다고 해요. 여자 누드 사진 같은 걸 보면 예전에는 아무렇지도 않았는데 요즘은 기분이 이상하다는 겁니다. 찝찝하기도 하고요. '변태적인 생각을 하면서 고추에 자극을 주면 기분이 좀 더 좋아지는 것 같다'고(이 말을 듣는 순간 저는 입이 안 다물어졌습니다. 어찌 초등학교 3학년이!) 하면서, 이러는 자기가 정상이 아니고 변태 같은데 그래도 자꾸 생각이 난다고 해요. 저는 태연한 척 지극히 정상적이고 자연스러운 일이라고 말하긴 했지만 실은 너무 이른 나이가 아닌가 싶어 충격을 받았습니다.

┗ 장갑토끼 아이가 울면서 괴롭다고 말했다니 안쓰럽네요. 혼자서 별별 생각을 다 하면서 얼마나 괴로워했을까요.

┗ 해피맘 자위는 사춘기 때, 성 호르몬이 왕창 분비될 나이에 하늘 걸로 알고 있었는데요. 아직 어린 아이들도 하는군요!

이런 상황에서 부모가 당혹스러운 건 당연합니다. 대부분의 부모는 아이들의 성적인 호기심이나 자위 등이 대개 사춘기나 돼야 나타난다고 생각하니까요. 마음의 준비가 되지 않은 상태에서 어리다고만 여겼던 초등학교 3학년 아이가 성적인 느낌을 토로하니 당연히 놀랄 수밖에요. 하지만 여기서 우리는 발달과정이나 시기는 개인차가 있다는 아주 기본적인 사실을 떠올려야 합니다.

　아들이 이런 고민을 엄마에게 솔직히 말하는 걸 보니 그만큼 가족간의 대화가 잘 이루어지는 가정 같습니다. '이상한 생각'이나 '고추에 자극을 주면 기분이 이상하다'는 고민을 아이가 먼저 꺼내준 것은 자신의 성 욕구에 대해 자연스럽게 인식할 수 있게 할 아주 좋은 기회입니다. 무엇보다 앞으로 아이가 자라면서 성에 대한 호기심이나 고민을 나눌 상대로서 부모를 바라볼 수 있는 기회이지요. 그러니 준비되지 않은 상태로 있다가 또는 너무 놀란 나머지 이런 절호의 찬스를 놓치지 말라는 말부터 하고 싶습니다.

　먼저 아이가 고민을 이야기하면 성 욕구와 성적인 느낌에 대한 이야기를 해줘야겠지요. 성 욕구를 이야기해줘야 한다고 너무 놀라지는 마세요. 성 욕구라는 단어를 굳이 쓰지 않아도 됩니다. 우리는 다른 사람과 포옹을 하거나 손을 잡거나 어깨를 두드려주는 식의 신체 접촉과 감정 교류를 통해 특정한 기분을 느끼게 됩니다. 이는 무척 자연스럽고 성장하면서 알아야 하는 일이라고 설명해주세요. 그러는 과정에서 아이의 고민처럼 텔레비전이나 책에서 다른 사람의 벗은 몸이나 스킨십 장면을 보면 이상한 기분이 들기도 하고, 자신의 몸을 만지거나 부비면서 좋으면서도 야릇한 느낌을 받고 싶어 하게 된다고 말해줄 수 있습니다. 이런 고민을 하는 것 자체가 자라는 과정에서 처음 경험하기 때문에 낯설고 잘 몰라서 그러는 거라고, 누구나 자라면서 겪는 당연한 과정임을 되풀이해 이야기해주세요.

자위에 대해 설명하실 때는 자위에 대한 정보도 함께 알려주세요. 자위하는 방법을 알려주라는 뜻은 아닙니다. 청결에 대한 부분, 공공장소나 누군가와 함께 있을 때 해서는 안 된다는, 사적인 공간에서 혼자 해야 하는 일이라는 이야기를 해줄 필요가 있다는 뜻입니다.

가장 중요한 것은 나의 느낌이라는 걸 일깨워주세요. 누군가가 나의 느낌과 상관없이 내 몸을 마음대로 만지거나 보려고 하는 것은 잘못되었다고 확실히 이야기해주세요. 마찬가지로 나의 행동이 상대방에게 특정한 느낌을 줄 수 있다는 것, 그 느낌이 내 느낌과는 다를 수 있다는 것, 때문에 함부로 다른 사람의 몸을 만지거나 보려고 하는 것은 예의가 아니라는 것까지 말해준다면 자연스럽게 성폭력 예방교육도 되겠지요?

마지막으로 또 하나 당부하고 싶은 것이 있습니다. 성 욕구나 자위를 이야기할 때 아들에게 하는 이야기와 딸에게 하는 이야기가 달라서는 안 됩니다. 이는 곧장 성 평등과 연결되는데, 훗날 아이가 평생 지닐 성 의식과 성 역할에도 영향을 미치게 되니까요. 남자아이뿐 아니라 여자아이에게도 일관된 태도를 보이는 것이 무엇보다 중요합니다.

야동 보는 아이들

Q 초등학교 2학년 아들을 둔 엄마예요. 아이랑 같이 저녁에 텔레비전을 볼 때 키스 장면이나 나란히 누워 엉켜 있는 모습 등이 나오면 뭐 하는 거냐고 묻기도 하고 가끔은 동생을 데리고 흉내 내기도 해요. 그때마다 자연스럽게 설명해주고 싶지만 제 얼굴부터 붉어지니……. 이럴 땐 어떻게 해야 할까요?

　└ **가시고기** 전 그런 장면이 나오면 얼른 채널을 돌리네요. 이제 다섯 살이라 아무 말도 없지만 마음에 내내 걸리는 건 저만 그럴까요?

　└ **해피맘** 전 그냥 놔두기도 합니다. 채널 돌리면 이상하게 생각하고 아이가 더 호기심을 가질 거 같아서요.

　└ **분이네** 평소 신랑과 집에 있으면 많이 붙어 있고 애정 표현도 많은 편이라 아이들이 그런 장면을 볼 때 태연할 줄 알았는데 그렇지 않더라고요. 엄마 아빠의 스킨십이나 애정 표현과 매체를 통한 장면은 확연히 구분하는 거 같아요.

아이와 함께 텔레비전이나 영화를 보다가 키스나 포옹, 함께 누워 있는 장면이 나오면 대부분의 부모들은 당황스러워합니다. 빨리 채널을 돌려야 하는 건지, 아니면 아무렇지도 않은 척하거나 자세한 설명을 해야 하는 건지, 동시에 여러 가지 생각이 들지요. 그러다 아이가 "저게 뭐 하는 거예요?" 하고 묻기라도 하면 십중팔구 얼굴을 붉히다가 어물쩍 넘기는 경우가 많습니다.

아이가 '뭐 하냐'고 묻는 것은 그 행위를 몰라서가 아니라 '행위의 의미'를 묻는 거예요. 그럴 때 얼굴부터 붉어진다면 자연스러운 설명은 곤란해지겠지요. 아이와 솔직하고 자연스런 대화를 위해서는 내 생각을 먼저 정리해야 할 것 같습니다.

부모가 아이들보다 앞질러 나가지 않으면서 동시에 헛짚지 않으려면 걱정, 훈계, 당부와 같은 부모의 생각을 앞세우기보다는 아이가 어떻게 생각하고 어떻게 느끼고 있는지 먼저 들어봐야 합니다. "네 생각에는 뭐 하는 것 같아?" 하고 말이지요. 태연하게 화면을 응시하는 아이에게는 먼저 이렇게 물어볼 수도 있습니다. "저런 거 보면 어떤 느낌이 들어? 조금 찌릿찌릿하고 그렇지 않니? 엄마는 너만 할 때 그랬는데……."

옆에 다른 어른이나 오빠나 형까지 있으면 자연스레 가족 대화방을 열 수도 있지요. "너는 어떻니?" 하고 부모가 먼저 말을 건네면 아이도 자기의 느낌이나 생각을 좀 더 편안한 마음으로 말할 수 있게 됩니다. 2학년이면 이런 이야기뿐만 아니라 성 욕구나 성 충동, 또 그에 따른 욕구 조절에 대해 짧게라도 대화를 시작해볼 수 있는 나이인 것 같아요. 물론 처음부터 잘 되지 않을 수도 있습니다. 하지만 그렇다고 계속 미뤄둘 일이 아닌 건 이제 아시겠지요? 어색하게라도 시작해서 조금씩 이야기의 영역을 넓혀간다면 곧 자연스러워지는 순간이 옵니다.

더 나아가 아이가 야동을 봤는지 안 봤는지 고민이 된다면 혼자

이상한 상상 마시고 그냥 물어보세요. "너는 본 적 없니?" 하고 말이에요. 이때 아이가 혹시 쭈뼛거리거나 솔직히 대답하지 않는 것 같더라도 다그치지는 마세요. 대신 "보게 되면 말이야, 이상하거나 궁금한 거 있으면 엄마나 아빠한테 꼭 물어보렴." 하고 말해주세요. 그 말 한마디에 아이는 죄책감 없이 자기의 호기심을 마주할 수 있어요. 어떤 이야기든 부모와 할 수 있겠다는 안도감도 들지요.

아이가 "어른들은 왜 그런 거 못 보게 해요?" 하고 물으면, 솔직하게 걱정되는 점을 말해주면 됩니다. 그렇다고 아이들을 마냥 두란 말은 아닙니다. 할 수 있는 최소한의 방지책은 해야겠지요. 예를 들어 컴퓨터에 음란물 차단 프로그램을 설치하면 아이들이 우연히 음란물에 노출되는 빈도를 막을 수 있습니다. 텔레비전을 아예 치워버리거나 컴퓨터에 잠금장치를 하는 집도 있습니다. 하지만 그런 영상은 집에서만 보는 것이 아닙니다. 집에서 못 보는 걸 다른 데서 보게 되면 아이에게는 집보다 다른 곳이 오히려 더 흥미로운 곳이 되겠지요.

어떤 프로그램을 보느냐보다는 어떻게 보느냐가 아이들에게 더 큰 영향을 끼칩니다. 아이가 어떤 장면을 보든, 어떤 이야기를 접했든 놀랐으면 놀란 마음을, 호기심이 생기면 그 호기심을, 무서우면 무서웠던 부분을 믿을 만한 누군가와 이야기할 수 있게 해주는 것이 중요합니다. 그렇게 이야기를 나누는 동안 부모나 아이 주변의 어른은 아이의 생각을 알게 되고 아이는 다른 사람의 생각도 알게 됩니다. 그 과정에서 아이의 생각도 자랍니다. 그러다 보면 아이의 보는 눈도 함께 자라지 않을까요?

Q 얼마 전부터 아들이 외국 성인 게임 사이트에 드나든다는 걸 알았습니다. 지금도 손이 떨릴 정도로 너무 놀랐습니다. 성행위가 너무 적나라한 장면들이 모니터 가득 일렁이고 있었는데요. 아들은 아직 제가 아는 걸 모릅니다. 저 혼자서 오늘 확실하게 막아놓겠다고 컴퓨터 앞에 앉았는데요. 이러기 전에 좀 더 관심을 가지고 이야기를 나눌 걸 하는 후회가 듭니다. 아들도 나름대로 그런 영상들을 접하며 충격을 받았을 거라 생각하니 미안하기도 하구요.
문제는 어떻게 이야기를 꺼낼까 같아요. 왜 봤냐고 혼내기도, 그렇다고 괜찮다며 지나치기도 어렵고, 아들에게 장문의 편지를 썼는데 결국 주지 못했어요. 그런 걸 본 걸 안다고 말하기조차 어려우니 말입니다. 우리 아들, 몸도 마음도 건강하게 자라도록 도와주고 싶은데요. 엄마로서 어디까지 열린 마음으로 바라봐야 할까요?

ㄴ **바람계곡** 그래도 시간 들여서, 진심 다해서 쓰신 편지를 전해주지 그러셨어요. 지금이라도 얘기를 걸어야지, 이번에 못 하면 다음에 또 얘기가 필요한 때에도 주저하실 것 같아요. 용기를 내보세요. 무슨 얘기든 시작해보는 게 좋지 않을까요?

ㄴ **예라예진** 많이 놀라셨겠어요. 저도 시누이네 갔다가 조카들이랑 울 애들이 같이 어울려 포르노를 봤었다는 걸 알게 되었어요. 충격

이 한참 컸지만 아이들과 지금도 이야기 많이 나누려고 애쓰고 있어요. 부모 되는 게 이렇게 힘들다는 걸 다시금 깨닫는 중이랍니다.

Q 요즘은 컴퓨터를 통해 무분별하게 야한 동영상을 아이들이 볼 수 있잖아요. 야동의 경우, 대부분 열 살에서 열두 살 무렵에 처음 본다고 하더군요. 우리 아이가 야동을 봤는지 어쨌는지 다 알 수는 없지만 만약 아이가 봤다는 걸 알았다면 어떻게 대처해야 할까요? 뭐든 미리 예방하는 것이 좋다고는 하지만 야동에 대한 이야기는 아직 아무것도 모르는 아이가 오히려 저와의 대화로 호기심을 갖게 될까 봐 두려워 망설여집니다.

> ┗ **짜가록키** 저도 초등학교 고학년 때 첨으로 도색 잡지란 걸 봤는데요. 미국에서 건너온 잡지였어요. 금발 백인 여성들이 나와서 몸을 막 배배 꼬고 그랬는데 굉장히 적나라했던 기억이 나요. 그래서 충격도 받고, '참 더럽다'고 느꼈었지요.

> ┗ **현희맘** 잘못된 야동의 공식이 아이들을 겁없게 만드네요. 위험한 환상을 깰 수 있는 교육이 필요합니다.

두 개의 질문은 달라 보이지만 비슷한 내용을 담고 있습니다. 아이가 보기 전이라면 괜히 이야기를 꺼냈다 호기심만 증폭시키는 건 아닌지, 또 아이가 이미 봤다면 어떻게 이야기를 꺼내야 하는지, 선후만 다를 뿐 아이에게 어떻게 말을 꺼내야 할지에 대한 같은 맥락의 고민일 겁니다.

아직 야동이 뭔지 모르는 아이가 혹여 내 이야기를 듣고 지레 호기심을 갖게 될까 걱정인가요? 만약 부모와 대화를 나눈 뒤로 아이가 호기심을 갖게 된다면 나중에 야동에 대한 이야기를 듣거나 볼 기회가 생겼을 때 '야동' 보는 것 자체를 부모에게 숨기지 않을 확률도 높습니다. 숨기지 않아도 되니 궁금한 점은 자연스레 질문도 할 수 있고 숨길 만큼 나쁜 일을 한다는 자책감도 없으니 아이의 정신건강에도 훨씬 좋겠지요.

어떤 경우든 대개의 아이들이 겪게 되는 일이라면, 그 일을 '우리 아이'만 피해가기란 어렵습니다. 야동을 보든, 포르노를 보든, 게임을 하든 아이들이 접하는 미디어 세상은 그 속도와 내용 전개 면에서 부모가 따라잡기 어려울 만큼 변화의 폭이 크고 빠릅니다. 부모의 규제나 금지로 조절할 수 있는 일이 아닌 거지요. 이를 지나치게 걱정하거나 무조건 통제하려고 들면 반항심만 키워줄 뿐, 보고 싶고 하고 싶은 마음은 더욱 커지게 됩니다.

대부분은 한두 해 정도 집중하다 나이가 들면서 또는 다른 관심사가 생기면서 호기심이 진정되는 경우가 많습니다. 하지만 간혹 중독이라 여겨지는 상황에 이르는 경우도 있습니다. 염려할 만한 상황이라는 생각이 든다면, 그때는 아이를 도울 방법을 적극 찾아야 합니다. 인터넷 중독도 여느 중독과 마찬가지로 혼자의 힘만으로는 시간 조절을 하거나 끊기가 어렵습니다. 그럴 때는 반드시 전문가와 상담하기를 권합니다.

부모가 할 수 있는 일이 별로 없다는 생각에 실망스러울 수도 있지만 꼭 그렇게만 생각할 일은 아니라고 봅니다. 빠르게 효과를 볼 수 있는 방법을 찾으려는 마음이 크다 보니 실망감도 자연 큰 법이지요. 하지만 무엇보다 중요한 것은 문제행동 그 자체보다 문제행동을 하게 된 원인을 살펴야 한다는 것입니다. 아이의 심리적인 상태, 환경, 학교생활, 교우관계 등을 두루 살펴야 할 것입니다.

간혹 무작정 컴퓨터를 못 하게 하거나 무조건 하루에 할 수 있는 시간을 일방적으로 정해주는 부모가 있습니다. 심하게는 컴퓨터를 부수는 과격한 행동으로 아이에게 겁을 주기도 하지요. 그러면 아이는 당장은 주저하고 부모 앞에서는 안 하는 척하지만 부모가 보지 않는 데서 할 수 있는 다양한 방법을 찾게 됩니다. 때문에 무조건적인 금지보다는 아이들이 야동을 보거나 게임에 열중하게 되는 과정과 그 이유, 그리고 거기서 얻는 만족감이 어떤 것인지 이해할 필요가 있습니다. 그렇게 아이의 이야기에 귀를 기울이면서 부모가 염려하는 것이 무엇인지도 이야기해줍니다. 아이가 느끼는 어려움도 같이 나누고요. 야동이나 게임이 주는 만족감을 대체할 만한 것이 있는지 함께 찾아보는 노력도 중요합니다. 무엇보다 아이가 자신이 처한 어려움을 비난받거나 무시당하지 않고 자신을 이해하고 도와주는 사람이 바로 부모임을 알게 하는 것이 가장 중요합니다.

어떤 경우든 처음 말 꺼내기가 어색하고 불편한 것은 피할 수 없습니다. 하지만 그 고비만 잘 넘기면 어색함은 점점 줄어들다 사라지게 됩니다. 아이와 부모 사이에 어떤 질문이든 오갈 수 있고 무슨 말이든 나눌 수 있다는 믿음이 생긴다면, 어떤 미디어 폭풍이 아이를 덮친대도 아이에게 특별한 문제가 생기지는 않습니다. 이미 아이는 부모와 나누는 대화를 통해 훌쩍 자랐기 때문입니다.

자위 하는 아이들

Q 저희 아들은 이제 여섯 살입니다. 아마 자위를 통해 어떤 흥분과 기분 좋은 상태를 즐기고 있는 듯 보입니다. 그런데 그런 행동을 시작한 지가 벌써 2년이 되어가고 있어요. 자위를 시작한 시기가 너무 빨라 무척 놀랐습니다. 처음 발견했을 때는 모르는 척 일부러 저쪽으로 가서 이름을 크게 부르며 물을 권한다든지 같이 슈퍼에 가자고 한다든지 했는데 그다지 큰 효과를 보지 못했어요. 그다음부터는 혼자 있는 시간을 줄여주고 낮에 좀 피곤하다 싶게 놀게 했습니다. 그랬더니 자위하는 모습이 눈에 안 띄어서 좋아지나 싶었는데요. 아이는 자기가 자위하는 걸 알면 그때마다 못하게 한다는 사실을 눈치 채고는, 부비부비를 하면 기분이 좋은데 왜 하면 안 되냐고 묻더라고요.

┗ **가시고기** 자위라고 하면 최소한 중·고등학생은 되어야 하는 게 아

닌가 생각한 제 짧은 성 상식에 일침을 가한 질문입니다. 다섯 살 우리 아이도 가끔 고추를 만지작거리는데 그럼 이것도? 머리가 띵해지네요.

┗ 긴가민가 지금도 강렬한 기억으로 남아 있는 어릴 적 기억의 하나가 바로 빨래 건조대에 열심히 부비부비를 하고 있던 제 모습입니다. 그게 뭔지도 모르고, 왜 그러는지도 모르고 그냥 그랬던 기억이 있어요. 누가 그러는 걸 보고 따라 한 것도 아닌데 말이지요.

남자의 음경과 여자의 음핵은 '즐거운 성'을 위한 우리 몸의 중요한 부위입니다. 음경이나 음핵을 손이나 다른 방법으로 비비면 몸의 다른 부분을 만질 때와는 다른 특이한 느낌이 생기는데, 우리는 이를 성적인 쾌감이라 표현합니다. 아무리 나이가 어리다 해도 만지면 기분이 좋아지니 자꾸 만지고 싶어질 수밖에요. 즐거운 일은 당연히 '자주' 그리고 '많이' 하고 싶게 마련입니다.

우연히 자신의 성기를 자극해 이 '즐거운 기분'을 경험하게 되는 아이들은 어른들의 걱정을 듣거나 야단을 맞습니다. 자신이 생각하기엔 별로 잘못한 것도 없는데 말이지요. 어른들 입장에서는 "아니 벌써?", "숨어서 즐기기까지!", "뭘 안다고?" 싶지만 아이들 입장에서는 '이 좋은 걸 못 하게 하는' 어른들의 부당한 압력으로만 보입니다. 어른들은 불안한 마음에 야단을 치거나 못 하게 말리거나, 그도 안 되면 아이의 주의를 다른 데로 돌리려고 합니다. 상담한 어머니처럼 아이를 힘들게 놀려서 피곤하게 만드는 것도 물론 방법일 수 있지만, 아이 입장에서 보면 엄마의 수가 너무 빤하잖아요.

자위를 하다가 들킬 것 같으면 자는 척하거나 아무 일 없는 척하는 아이들도 있는데, 그 모습은 상상만 해도 웃음이 납니다. 자기의 사생활을 지키려는 귀여운 노력이니까요. 아이가 숨어서 몰래 하는 것은, 야단도 안 맞고 방해도 받지 않겠다는 똘똘한 자기 방어책입니다. 집에서 몰래 하는 대신 유치원에 가서 친구들 앞에서 하거나 남의 집에 가서 한다고 생각해보세요. 더욱 난감해지겠지요?

여섯 살 어린 나이에 성적인 즐거움을 느낀다는 것, 게다가 즐기기까지 하는 것처럼 보여서 마음이 많이 불편하신 것 같습니다. 아이가 '부비부비를 하면 기분이 좋은데 왜 못 하게 하냐'고 물었다고요? 핵심적인 질문을 하다니 정말 아이가 똘똘한 모양이에요. 자기 느낌을 말로 다 표현하고 있잖아요. 이런 똘똘한 아이를 위해 못하게 하는 대신 다음과 같은 말로 안전하게 하는 방법을 말해주는 건 어떨까요? "부비부비를 하면 기분이 좋아지는구나. 알았어. 그럼 너 부비부비하고 싶을 때 어떻게 해야 하는지 엄마가 알려줄게. 먼저 손을 깨끗이 씻어야 돼. 고추는 중요한 곳이니까 깨끗한 손으로 만져야겠지? 그리고 너무 딱딱한 곳에다 세게 부비면 고추의 연한 뼈가 부러질 수도 있으니까 조심해야 돼. 자, 약속!"

만약 딸아이가 방바닥이든 모서리든 어딘가에 자기 성기를 비비는 것을 보면 혼자 조용히 끝내도록 내버려두었다가 나중에 이렇게 물어볼 수도 있습니다.

"부비부비 하면 기분이 어때?"

아이가 자신의 느낌을 이야기하면 그 느낌을 받아 자연스럽게 대화를 이어가세요.

"아, 그래서 부비부비를 하는구나. 그럼 부비부비하기 전에는 손도 깨끗이 씻고 방에 들어가서 문도 잘 닫고 하렴."

두 사람 사이의 성적인 행동을 다른 사람에게 보여주거나 이야기하는 것은 예의가 아닙니다. 자위도 마찬가지예요. 자위는 아이의 사생활이고, 아무리 부모라 해도 이를 존중해주어야 합니다. 그렇다고 아이들이 하는 대로 다 괜찮다 하는 것도 어른으로서 제 역할을 하는 것은 아닙니다. 그 일이 다른 사람을 불편하게 하거나 자신에게 해로운 일은 아닌지 아이 스스로 생각해보고 행동할 수 있도록 도와줘야 합니다.

많은 분들이 자위가 아이들의 성장에 나쁜 영향을 미치지나 않을까 걱정합니다. 하지만 한번 생각해보세요. 아이들의 자위가 정서적으로든 신체적으로든 문제가 되었다면 지금 대부분의 어른들은 문제가 있지 않을까요? 자위가 주는 나쁜 영향이 있다면 그건 바로 '성기를 비비는 건 안 되는 일', '자위는 어른들이 싫어하고 야단맞는 일'이라고 생각하는 것입니다. 바로 자위에 대한 어른들의 선입관이 유일하게 나쁜 영향이라는 거지요.

지나치게 많이 하면 어쩌나 걱정인가요? 아이들은 저마다 성적인 에너지가 다 다릅니다. 그러니 다른 아이와 비교할 필요가 없어요.

또래 친구들과도 잘 놀면서 자위도 하면 걱정할 일이 아닙니다. 다른 놀이는 전혀 하지 않으면서 혼자 '오로지' 자위만 한다면 자위 자체를 문제 삼기보다는 아이가 친구들과 어떻게 관계를 맺고 있는지 살펴봐야 합니다. 자위에 관심이 없는 아이들도 있는데 우리 아이만 왜 그런지 혹시 궁금한가요? 그건 안 하는 아이가 지금 자위를 하지 않겠다는 대단한 결심을 해서가 아닙니다. 다만 지금 그 일에 관심이 없을 뿐이에요.

아이의 자위 사실을 모르는 척해야 할지 고민하는 부모도 많습니다. 혹시 스스로 자위뿐 아니라 성에 관한 대화 자체를 꺼리고 있지는 않았나요? 아이가 적당한(?) 나이가 될 때까지, 성에 대해 알아도 될 때까지(물론 부모 마음대로 정하는 시기입니다만) 또는 다른 여러 가지 이유를 대면서 성에 대한 대화 자체를 미루고 망설이고 있지는 않은가요?

그렇다면 이 심란한 마음과 불안이 어디서 비롯되는지를 먼저 찾아보아야 합니다. 이 고민을 아이들의 성교육을 위해 스스로에게 주는 숙제라고 생각하세요. 아이들의 자위 때문에 고민하는 것도 실은 아이들의 문제가 아닌 우리 자신의 문제인지도 모릅니다.

아이들의 호기심에 계속 의미를 부여하고 확대 해석하며 금지 규칙을 만드는 것, 이는 자라는 과정에서 아이들이 자연스레 느껴야 할 성 욕구를 편안하게 받아들이기 어렵게 합니다. 이는 자기감정을 억제하게 할 뿐 아니라 죄책감마저 들게 해 아이의 자존감에 상처를 주는 일이 됩니다.

물론 자위행위에도 스스로에게 또 다른 사람에게 지켜야 할 에티켓이 필요합니다. 자위행위를 말리겠다는 마음은 접고 대신 다음과 같은 말로 자위할 때의 에티켓을 아이와 함께 지키도록 연습합시다! "자, '부비부비' 하고 싶을 때는 말이지……."

Q 일곱 살 딸아이가 방바닥에다 자기 성기를 비비는 행동을 한다고 합니다. 얼굴이 빨개지고 땀까지 흘리면서 한다고 해요. 돌보는 할머니 얘길 들으니 자주 그런 행동을 하나 봐요. 제가 직접 보지도 않았는데 뭘 했는지 물어보기도 그렇고, 야단을 칠 수도 없어서 아직 아무 말도 못 하고 있어요. 어떻게 하는 것이 좋을까요?

> ⌐ **장갑토끼** 직접 본 것도 아니고, 이렇게 다른 사람을 통해 전해 들으면 더욱 당황스러울 거 같아요. 그런데 직접 봤으면 더 이야기하기 쉬웠을까요?

거듭 이야기하지만 남자아이들뿐만 아니라 여자아이들도 다양한 이유로 자위를 합니다. 성적인 즐거움을 얻기 위한 것 말고도, 혼자 있는 시간이 많은 아이들은 무료하고 심심한 시간을 때우려고 자위를 하기도 합니다. 이는 별 생각 없이 손톱을 물어뜯거나 머리카락을 꼬거나 옷을 물어뜯는 행위와 다르지 않지만, 자극할수록 쾌감을 느끼는 성기의 생물학적인 특성상 다른 것보다 더 많이, 더 자주 만지고 싶어질 뿐입니다.

여기서 우리가 눈여겨봐야 할 부분은 아이의 자위 자체가 아닙니다. 자위를 너무 과하게 해서 아이의 성장과 정신 건강에 방해가 된다고 판단된다면 부모는 아이로 하여금 자위에만 몰두하게 만드는 것은 무엇인지, 아이가 처한 상황이나 환경에 어떤 문제는 없는지 알아봐야 합니다.

돌보는 할머니가 등장한 걸 보면 부모가 모두 밖에서 일을 하는 경우겠네요. 집에 돌아와 본인들이 없는 동안 아이가 어떻게 하루를 보냈는지 물어보는 것은 지극히 자연스럽습니다. 꼭 아이의 자위 행동과 관련지어 이야기할 필요는 없어요. 편안하게 이런저런 이야기를 하면서, 또는 아이랑 함께 목욕을 하면서 자연스레 성기나 자위에 관한 이야기를 꺼낼 수 있습니다. 질문을 한 어머니는 '직접 보지 못했기에 물어보기도 어렵고 야단을 칠 수도 없다'고 이야기합니다. 사실 집에서 아이와 함께 있다고 부모가 아이의 모든 행동을 다 볼 수 있을까요? 야단칠 만한 일을 직접 보지 못했다고 그냥 두지도 않습니다. 그런데도 유독 이 문제 앞에서는 왜 이야기를 꺼내는 걸 망설이게 될까요? 혹시 어린 딸아이가 자위를 한다는 사실 자체에 당혹감을 느껴 어쩔 바를 모르고 있는 건 아닐까요?

우리 사회는 남자아이들의 자위를 '너무' 지나치지만 않다면 자연스럽게 받아들이는 분위기입니다. 하지만 여자아이의 자위는 생각만으로도 불편하게 여기는 경우가 많습니다. 아직도 여자아이들은 성인이 되어 결혼할 수 있는 나이가 될 때까지 성에 대해서만큼은 관심 없이, 좀 무지한 채로 있어도 좋다고 생각하는지도 모르겠어요.

무엇보다 남자아이든 여자아이든 우리 모두 아이들의 자위를 좀 편안하게 바라보면 좋겠습니다. 아주 어릴 때는 별 의미 없이 자신의 성기를 만지는 것으로 시작해 점점 몸을 만지면서 기분 좋은 느낌을 얻게 되고, 그래서 아이에 따라 좀 더 자주 많이 할 수도 있습니다. 자주 하는 데는 몸이 느끼는 즐거움 말고도 여러 가지 이유가 있지요. 정체 모를 불안이 있을 때 자위를 하면 마음이 편안해진다는 아이도 있고 잔뜩 긴장했을 때 하면 긴장이 누그러지는 거 같아서 시험을 앞두고는 꼭 자위를 한다는 아이도 있습니다. 텔레비전을 보면 하게 된다고도 하고, 밤에 잠이 안 올 때 하면 더 잘 잔다는 아이도 있습니다. 아이마다 제각각 이유가 있고 나름의 효과도 있습니다. 조금 더 자라면 남자친구나 여자친구를 떠올리면서 자위를 할 수도 있겠지요.

어머니는 먼저 아이를 돌보는 할머니한테 아이가 그런 행동을 하더라도 이상스레 쳐다보거나 나무라지 말라고 전해주세요. 아이와 많은 시간을 보내는 어른의 태도는 무척 중요하니까요. 부모나 아이 모두 스스로 자위에 과하게 의미를 두지 않는다면, 자위는 그저 아이가 자라면서 하게 되는 자연스런 일일 뿐, 별나게 볼 것도 또 생각할 것도 없지 않을까요?

Q 사춘기 남자아이들은 자위를 한다고 하는데요. 어떤 책에서는 과하면 좋지 않다고도 하고 또 못 하게 하면 스트레스가 될 수도 있다고 해서 이래저래 걱정이 됩니다. 제 친구 이야기를 들으니 자기 아이는 그런 데 관심이 없다고 하더군요. 우리 아이만 유난스럽게 그런 건지 걱정도 되고 어느 정도까지 하면 지나치지 않다고 할 수 있는지도 궁금합니다.

↳ **짜가록키** 아, 어린 마음에 자위하면서 '난 너무 양기를 쏟아내서 키가 안 클 거야!'도 심각한 고민 중의 하나였어요.

자위를 둘러싸고 아이들 사이에 떠도는 이야기는 우리가 생각하는 것보다 훨씬 많습니다. 특히 자위에 대한 남자아이들의 고민은 어른들의 짐작보다 더 심각해 보입니다. '자위를 너무 많이 해서 고민이다', '많이 하면 어지럽고 머리가 맑지 못하다', '정력이 약해질까 걱정이다', '나중에 커서 섹스를 잘 못 한다', '집중력이 떨어져 공부를 잘 못한다', '키가 안 크는 것 같다'……. 이와 같이 터무니없는 소리도 또 그럴듯한 의견도 있습니다.

고민의 내용을 보면 알겠지만 아이들은 자위행위 자체보다는 그 행위 때문에 생길 수 있는 문제를 놓고 고민하는 반면, 부모들은 자위를 즐기는 아이들의 성 행동에 어떻게 대처할지를 놓고 난감해합니다. 부모로서 아이의 성 행동을 바라보는 마음은 편치 않습니다. 어린 나이에 공부에 집중해도 부족할 판에 성적인 쾌감을 얻기 위해 성 행동을 한다는 것 자체가 못마땅하니까요. 그래서 노골적으로 하면 안 되는 행동으로 금지를 시키거나 또는 사정을 많이 하면 건강에 좋지 않다, 집중력이 떨어진다 등의 말로 은근히 자위행위 자체를 문제시합니다.

하지만 아이들은 이에 아랑곳하지 않습니다. 노골적인 금지든, 은근한 금지든 부모님의 걱정 때문에 자위를 그만 두지는 않습니다. 부모로서는 여러 가지 이유를 대면서 막으려고 하지만 아이들 마음은 그럴수록 숨어서라도 더 하고 싶어지지요. 그러나 진짜 문제는 자위를 하는 아이들 마음도 편치 않다는 데 있습니다. 자위행위에 너무 큰 의미를 부여해서(아이들 중에는 꾸준히 자위를 하는 자신을 변태나 의지박약, 구제불능이라고 비하하는 경우도 있습니다), 모욕감과 수치심 속에 자위를 하게 된다면 그거야말로 아이들을 너무 힘들게 만듭니다. 빨리 사정에 이르려고 딱딱한 방바닥에 심하게 비비거나 수치심과 불안에 떨면서 자위행위를 하다 부모에게 들키기라도 하면, 발기된 성기를 억지로 감추려다가 딱딱해진 음경의 연골이 상하는 사고가 생길 수도 있습니다. 음경골절의 상당수가 자위를 하는 과정에서 이런 문제로 생긴다고 하네요.

여자아이는 자위를 하다가 음핵과 음순, 질 내부를 자극해서 염증이 생길 수도 있습니다. 아이를 씻길 때 음순이 부어 있거나 소변을 볼 때 아파하면 어머니가 주의 깊게 물어봐야 합니다. 너무 놀라거나 야단치지 마시고 어떻게 하면 자기 몸을 상하지 않으면서 자위를 할 수 있는지 일러주는 것이 좋습니다. 이런저런 위험을 부풀려 아이에게 겁을 주는 것은 아이의 마음을 더 혼란스럽게 할 뿐, 자위를 막지는 못합니다. 그보다는 자위를 할 때 몸과 마음을 편안하게 갖는 것이 좋으며 다른 사람이 보지 않는 조용한 곳에서 손을 깨끗이 씻어 감염의 위험을 피하면서 하도록 가르쳐야 합니다. 혹시 다른 사람—친구, 동생, 누나 등등—의 자위행위를 보더라도 놀리거나 문을 왈칵 열어 놀라게 하는 건 그 사람의 사생활을 침해하는 행동이라는 것도 알려주어야 합니다.

부모가 전혀 자위행위를 문제 삼지 않는데도 아이 스스로 자위 때문에 힘들어하고 불편한 마음을 호소하기도 합니다. 이런 경우에는 아이가 지금 걱정하는 것이 무엇인지 귀담아 들어주는 것이 무엇보다 중요합니다. 그런 다음 스스로 자위에 너무 열중한다고 느끼고 있다면 아이가 자신의 생활을 되돌아볼 수 있도록 도와주세요. 가장 중요한 것은, 자위를 하고 싶다는 생각과 자위를 하면서 생기는 걱정거리들을 어른들과 이야기할 수 있는 분위기를 만들어주는 것입니다.

"엄마 아빠, 섹스가 뭐야?"

Q 2학년짜리 아들이 하나 있는데요. 가끔 "아기는 어떻게 생기는 거야?"라고 묻고는 해서 그때마다 시중에 나와 있는 성교육 그림책 등을 보여주면서 "엄마랑 아빠가 사랑해서 네가 생겼어."라는 말로 넘겨왔거든요. 근데 이 녀석이 '섹스'란 말은 대체 어디서 들었는지 어느 날 뜬금없이 "엄마, 엄마도 아빠랑 섹스 해?" 하고 묻지 뭡니까. 순간 당황해서 아무 말도 못 하고 대충 얼버무리고 넘어갔는데요. 애가 그 말의 뜻을 제대로 알고 물은 건지도 모르겠고, 그럼 그 말의 뜻을 어떻게 전달해야 하는지도 잘 모르겠어요.

ㄴ **가시고기** 제가 그런 질문을 들었다면 화부터 냈을 것 같아요. ㅋㅋ 너무 당황스러워서. 아이가 아직 어려서 그런 질문은 받아보지 않았지만 만약에 그런다면…… 생각만 해도 얼굴이 벌게지네요.

ㄴ **유자차** 와, 정말 이런 질문을 듣는다면 전 몸이 얼어버릴 것 같아요. 선입견 때문이지만 '섹스'라고 하면 왜 그렇게 음침하게 들리는지……. 저 스스로도 사용 안 하려는 말이라서 당황스럽네요. 사실 요즘엔 초등 저학년 때부터 이런 말 접하잖아요.

ㄴ **수피** 아무리 자식이지만, 그런 내밀한 질문은 사생활 침해 아닌가요?

ㄴ **아뜨** 아무리 가족이고, 내 자식이라도 섹스는 두 사람만의 일이라는, 그래서 자식이라도 너무 많이 알려고 들면 안 된다는 생각이 듭니다. 사생활 침해와 보호 개념을 알려주면 어떨까요?

"나는 어디서 왔어?"라고 묻던 예전 아이들에 비해 요즘 아이들은 훨씬 구체적으로 질문을 합니다. "키스는 왜 해?", "성폭력은 왜 하는 거야?", "엄마도 아빠랑 섹스 해?" 이런 질문은 미디어 등을 통해 알게 된 '섹스'에 대한 호기심의 표현이자 "나는 어떻게 태어났어?"라는 질문의 최신판이기도 합니다.

먼저 아이에게 '섹스'가 무엇인지 알고 있는지, 또 그 말은 어디서 알게 되었는지 물어볼 필요가 있습니다. 아이의 대답에 따라 부모의 대답도 달라질 거예요. '섹스'라는 단어를 아이가 이미 알고 있다면 아이가 묻는 의도를 명확하게 헤아려야 합니다. 특히 아이가 "엄마도 아빠랑 섹스 해?"라고 물었다면, 엄마 – 아빠 – 섹스를 어떻게 연결해서 설명할지가 관건이겠지요.

아이에게 '섹스'에 대해 말하기를 꺼리는 엄마, 아빠가 많습니다. 그렇다면 스스로가 '섹스'를 무엇이라고 생각하는지, 섹스에 대한 이미지가 어떤지 자문해볼 필요가 있습니다.

아이에게 섹스를 이야기할 때는 협소한 의미로 여성과 남성의 성기 결합으로만 이야기할 게 아니라, 다양한 스킨십을 포함해 관계 속에서 좀 더 확장된 의미로 알려주는 게 좋습니다. "엄마 아빠도 섹스 해?"든 "나는 어디서 왔어?"든 아이들이 기대하는 답은 단순히 생물학적 행위에 대한 것만이 아닙니다. '왜', '어떻게' 그렇게 되었는지 그 관계에 대한 질문이자 내 존재 자체에 대한 질문입니다. 그런데 이런 철학적인 질문에 "너는 아빠의 정자와 엄마의 난자가 만나 만들어졌어." 또는 "섹스란 아이를 만들기 위한 거야."와 같은 생물학적 대답은 어려운 질문을 회피하고자 적당히 둘러대는 어른들의 대답 방식이 아닐까요?

이 질문에 잘 대응하기 위해서는 아기가 태어나는 과정이 아니라 '나'를 만든 엄마 아빠 두 사람의 성관계 맥락을 잘 설명해줘야 합니다. 물론 성관계를 있는 그대로 묘사하라는 뜻이 아닙니다. 정자와 난자가 만난다는 생물학적인 설명보다는 엄마 아빠의 '스토리가 있는 성 이야기'를 해주면 어떨까요? 성 이야기라고 뭐 특별히 어렵거나 야한 것이 아닙니다. 사람과 사람이 만나서 관계를 만들어가는 이야기 속 성(스킨십 등)에 대해 이야기하는 것입니다. 이런 흐름 속에서라면 임신과 출산, 피임까지도 설명이 가능해집니다. 예를 한번 들어볼게요.

"엄마랑 아빠가 처음 만났을 때 서로 너무 좋아해서 안아보고 싶었어. 근데 그러려면 좀 더 친해져야 할 것 같아서 참았지. 나중에 산책을 하다가 포옹을 했는데 서로가 더 사랑스럽고 좋아 보이는 거야. 너도 엄마가 안아줄 때 기분 좋지? 그거랑 비슷한 거야."

이런 설명은 어떨까요? 참고로 이때 다양한 그림 자료를 활용해도 좋습니다. 특히 성기 결합처럼 직접 설명하기 어려운 성적 행동은 아이가 궁금해한다면 성교육 책에 나와 있는 그림 자료를 활용해서 다음과 같이 이야기해보세요.

"엄마랑 아빠는 서로 너무 좋아해서 손잡는 것도 너무 좋고, 뽀뽀하는 것도 좋고 몸을 맞대고 있는 것도 너무 좋았지. (그림을 보여주며) 그래서 이렇게 사랑을 나누었거든. 몸도 쓰다듬어주고 서로 살갗이 닿는 느낌이 굉장히 좋았지. 그러는 과정에서 네가 생겼어."

덧붙여 이 이야기는 엄마와 아빠, 오직 둘만의 비밀인데 특별히 이야기해준 거라고, 그러니까 아무한테도 이야기하면 안 된다고도 말해주세요. 두 사람 사이에 있는 성적 행동을 아무에게 보여주거나 이야기하는 것은 예의가 아니라고 말이에요.

부모의 섹스 장면을 아이에게 들키면 어떡하나 궁금한 분들도 많습니다. 무엇보다 섹스 장면을 들키지 않는 것이 가장 중요합니다. 너무 빤한 대답 같지만 실제로 그보다 중요한 것은 없습니다. 앞서 말했듯 두 사람끼리의 성적 행동을 다른 사람에게 보여주거나 이야기하는 건 예의가 아니니까요. 아이가 있는 집에서는 섹스를 할 때 항상 문을 잠그는 습관이 필요합니다. 평소에도 아이에게 부모의 방에 들어갈 때는 반드시 노크를 하는 것이 예의라고 가르쳐주세요. 물론 부모도 아이 방에 들어갈 때 노크를 해야 합니다. 그래야 설득력이 있으니까요.

주의를 했는데도 아이에게 들켰다면 반드시 이야기를 나누어봐야 합니다. 평소에 성교육이 잘 되어 있는 아이라면 금세 상황 파악을 하겠지만 그래도 놀랄 수 있거든요. 전혀 모르는 아이도 일단 이상하다는 생각을 하게 될 겁니다. 부모 입장에서는 민망하고 쑥스럽겠지만 먼저 아이에게 엄마 아빠의 사생활을 제대로 보호하지 못한 것을 사과부터 하세요. 그리고 앞서 설명했던 '스토리가 있는 성'의 맥락, 다시 말해 관계의 맥락에서 섹스에 대해 이야기를 풀어주면 좋습니다.

아이 앞에서 애정 표현을 해도 좋은지, 어디까지 해야 하는지도 많이 물어옵니다. 부부 사이에 오가는 가벼운 포옹과 손잡기, 눈빛 교환, 입맞춤 정도는 아이가 스킨십을 자연스레 받아들이게 하는 훌륭한 교육이 될 겁니다. 그러니 적극 권장합니다! 아이 앞에서는 왠지 민망하고 힘들다고요? 그렇다면 억지로 할 필요는 없습니다. 뭐든 자연스러운 것이 가장 좋으니까요!

아이가 섹스를 궁금해할 때, 부모의 재미있고 고유한 '스토리가 있는 성 이야기'로 쉽게 설명해주길 바랍니다. 아이들이 앞으로 접하게 될 다양한 '성적인 정보' 속에서 중심을 잡는 데 틀림없이 도움이 될 겁니다. 또 엄마와 아빠에게 성에 대해 이야기하는 것이 더욱 편안해질 겁니다.

Q 우연히 중학교 3학년 딸아이 가방에서 콘돔을 찾아냈습니다. 너무 놀라고 기가 막혀 말도 나오지 않았지만 억지로 참으면서 뭐냐고 물었습니다. 그랬더니 오늘 학교 성교육 시간에 전문 강사가 와서 콘돔 실습을 했는데 그러고 나서 그냥 가져왔다고 합니다. 성기 모형까지 들고 와서 실습을 했다니 어이가 없기도 하고, 아직 중학

생인데 굳이 이런 것까지 교육시킬 필요가 있을까 싶었습니다. 제가 너무 예민한가요?

┗ **천칭자리** 이제 아이가 커서 그런지 스스로 성에 대해 알고 있다며 대화를 하려고 해도 피하더라구요. 제가 성교육을 하겠다고 말을 걸면 헉 할 거예요.

Q 초등학교 2학년 딸아이가 제 화장대 서랍에서 콘돔 상자를 발견하고는 "엄마, 이게 뭐야?" 합니다. 얼른 빼앗아서 "엄마가 쓰는 거야." 했어요. 그 뒤로 아이가 별다르게 행동하지는 않습니다. 다만 혹시 나중에라도 물어보면 피임이나 성관계 등을 어떻게 설명해야 할지 모르겠어요. 아직 어린데 알아듣지도 못할 것 같고요.

┗ **떠연맘** 아, 제가 정말 고민하는 문제가 나왔습니다. ㅠ_ㅠ 사실 정자와 난자의 결합을 이미 이야기해주긴 했지만, 섹스 자체의 행위를 뭐라 해야 하는지는 아직 막막하기만 하거든요.

┗ **바닐라** 우리 공주님도 언젠가 이런 질문을 할 수 있겠지요? 왠지 창피한 마음도 있고, 이런 이야기 해 줄 때 남편도 옆에 있어도 되는 건가요? 마음의 준비가 필요해요.

우리나라에서 피임 교육은 2000년대 중반에 들어서면서부터 조금씩 시작되었습니다. 아직 학교에서 피임 교육을 하는 경우는 여전히 드물지만요. 피임 교육은 성폭력 예방교육, 성매매 예방교육

등과 마찬가지로 청소년 성 '문제'가 이슈화되면서 성교육 내용으로 추가되었습니다. 청소년 연애의 보편화와 스킨십, 성관계, 임신 등이 청소년 성 '문제'로 급격히 떠올랐기 때문입니다.

그러나 오늘날의 피임 교육은 약간 이상한 방식으로 이루어집니다. 성관계에 대해서는 정확히 이야기해주지 않으면서 바로 피임만 설명하는 방식이니까요. 정자와 난자가 만난다는 설명으로 성관계에 대한 언급을 그냥 건너뜁니다. 그럼 성교육에서 성관계를 왜 다루지 않느냐고요? 바로 우리 사회의 이중적 성 의식과 많은 어른들의 부질없는 걱정 때문입니다.

콘돔 교육, 피임 교육에 많은 어른들이 우려의 시선을 보냅니다. 아이들에게 콘돔과 피임에 대해 알려주는 것을 마치 성관계를 해도 좋다는 뜻처럼 받아들이기 때문입니다. 하지만 어른들이 간과하고 있는 중요한 점이 있습니다. 콘돔 교육이 곧 성관계라고 생각하는 방식이야말로 딱 어른들의 성 의식 그 자체라는 것이지요. 콘돔에 유독 과민 반응을 보이는 어른들은 대체로 성관계에 관심이 많으면서도 겉으로는 숨기려 하는 이중적인 태도를 지니고 있습니다. 숨기려고만 하는 이유가 대체 뭔지 어른들 스스로 곰곰이 생각해볼 필요가 있습니다. 성을 대하는 이런 이중적인 태도가 음지의 성을 더 키워낸 건 아닌지, 오히려 성에 대해 꼭 필요한 이야기마저 차단하고 있지는 않은지 말입니다.

사실 학교라는 교육 공간에서 선생님 같은 교육자가 콘돔 사용법을 알려주면 교육 효과는 그 어떤 때보다 큽니다. 아이들끼리 삼삼오오 모여 킥킥거리며 야동을 보는 것과는 차원이 다르게, 꼭 필요한 방식으로 교육이 이루어진다는 뜻입니다.

사실 콘돔 사용법은 우리 사회에서 누구나 상식으로 알고 있어야 합니다. 딸 가방에서 콘돔이 나왔다고 놀란 부모가 있다면, 학교 성교육 시간에 콘돔을 다루는 것이 위험하거나 이르다고 생각하는 부모가 있다면, 먼저 왜 콘돔이나 성관계에 대해 아이들이 모르길 원하는지 스스로 돌아보기를 권합니다.

만약 '아이들은 성에 대해서 모르는 게 좋다'는 생각이 이유라면 청소년 문화를 전혀 모르고 있을 뿐 아니라 알려고도 하지 않는 사람일 확률이 높습니다. 그 말은 곧 아이가 커갈수록 점점 대화하기 어려워진다는 뜻이기도 하지요. 아이가 독립적인 인격체라는 걸, 즉 아이에게 자기 나름의 판단과 의지가 있다는 걸 생각 못 하는 겁니다. 아이들을 걱정한다고 말하면서 실은 아이를 전혀 믿지 못하고 있는 것이지요. 과연 모든 아이들이 야동을 보고 콘돔 사용법을 알게 되면 곧장 성관계를 실행에 옮기려고 할까요? 누군가가 자신을 그런 시선으로 본다면 굉장히 자존심 상하고 불쾌하지 않을까요? 아이들도 마찬가지라는 걸 기억해주세요.

아이에게 콘돔을 들켰을 경우에도 솔직하게 이야기하는 것이 가장 좋습니다. 아이는 초등학교 2학년에 맞는 사고방식으로 엄마의 이야기를 받아들이고 이해할 테니 너무 걱정하지 않아도 됩니다.

앞서 이야기했던 '스토리가 있는 성 이야기'를 기억하시죠? 콘돔에 대해 설명할 때도 스토리가 있는 성관계를 먼저 이야기하고, 그 과정에서 더는 아기를 원하지 않을 때 쓰는 물건이라고 있는 그대로 설명해주세요. 전혀 어렵거나 민망한 일이 아닙니다. 기억하세요! 대답하는 부모가 콘돔에 대해 이야기하면서 부끄러워하거나 껄끄러워하지 않는 것, 그것이야말로 아이의 궁금증을 풀어주는 동시에 성에 대한 바람직한 태도까지 보여주는 방법이 됩니다.

동성애를 보는 불편한 마음

Q 아이가 텔레비전을 보다가 "엄마, 동성애가 뭐야?" 하는 거예요. 그래서 "응, 그건 보통 남자랑 여자랑 좋아하는데 동성애는 남자끼리, 아니면 여자끼리 좋아하는 거야." 하고 답해줬습니다. 그랬더니 "그럼 나도 내 친구랑 동성애야?" 하는데 갑자기 말문이 막히더군요. "아니야, 그건 우정이야."라고 다시 답을 하자 다행스럽게도 아이가 더 묻지는 않았어요. 하지만 언제고 또 물어볼까 걱정입니다.

┗ **아리송송** 특히 중·고등학교 땐 더 그런 고민에 빠지는 거 같아요. 친구인데 너무 좋은 친구 있잖아요. ^^;

┗ **장갑토끼** 저도 가끔은 동성애가 과연 뭘까, 싶어요. 단순히 동성

에 대해 좋은 감정을 품는다고 그걸 다 싸잡아 동성애라 하는 건 아닌데 말입니다.

┗ **나나이로** 머리로는 이해하지만, 막상 내 아이가 커밍아웃을 해온 다면 저는 그냥 쓰러질 것 같아요. -_- 내 아이라면 통상의 가치 판 단을 하기 어려운 게 부모 마음 아닐까요?

아이가 이 어려운 질문을 또 해올까 봐 걱정이라는 부모 심정이 이해가 갑니다. 어른 세대는 성소수자에 대한 교육은커녕 동성애라 는 단어조차 들어본 적 없이 자란 세대입니다. 모르고 낯선 것에 대 해, 또는 잘못 알고 있는 것에 대해 대놓고 싫거나 불편한 것은 당 연합니다.

최근 들어 영화나 드라마 같은 대중매체에서도 동성애를 소재로 삼는 경우가 많아졌습니다. 또 청소년들의 문화로 자리한 '야오이' 만화나 '팬픽' 문화도 동성애를 소재로 삼는 게 많이 있지요. 덕분 에 10대에게는 동성애가 부모 세대만큼 생소하거나 불편하지 않습 니다. 물론 반감을 가지고 있는 10대도 있습니다. 그러나 그 비율은 어른 세대보다 적고, 자신의 정체성에 눈을 뜨고 고민하는 청소년 들도 훨씬 더 많아졌습니다.

질문에서도 나왔다시피 신문과 책, 텔레비전과 영화 등에서 동성 애를 다루는 경우는 점점 더 많아져왔고 앞으로는 그럴 겁니다. 당 연히 아이들의 질문도 늘어나겠지요? 1장을 비롯해 책 곳곳에서 이 야기하고 있듯이 질문에 '잘' 대답해주기 위해서는 대답해주는 사람부터 성에 대한 자신의 생각, 즉 성 가치관을 들여다봐야 합니다. 특히 동성애나 성관계, 성폭력, 성매매 등과 같은 이슈는 더더욱 그렇습니다. 단순히 지식이나 정보만을 알려주는 것이 아니기 때문입니다.

동성애에 부정적이고 편견이 있는 부모라면 아이에게 '그런 걸 왜 궁금해하냐'거나 '그런 건 나쁘고 비정상적'이라고 답해줄 겁니다. 심지어 아이가 '나도 동성애야?'라고 묻는 질문조차 편하게 받아들이지 못하고 당황하면서 다시는 그런 말 하지 말라고 버럭 화를 낼지도 모릅니다.

좋은 부모가 되고자 노력하는 우리가 가장 먼저 생각해야 하는 건 과연 이런 태도가 아이에게 바람직한가입니다. 동성애에 대해 어떤 말을 던지거나 판단하기에 앞서 과연 동성애에 대해 얼마나 알고 있는지, 알려고 노력은 해봤는지, 정말로 이 쟁점에 대해 깊이 생각해본 적은 있는지 먼저 곰곰 더듬어봐야 합니다. 동성애는 장애나 인종차별과 마찬가지로 인권의 문제로 이야기해야 합니다. 그런 점에서 질문 속 어머니는 동성애에 대한 아이의 질문에 당황하지 않고 대답을 잘한 거지요. 훌륭합니다!

자, 다시 질문으로 돌아가 우정과 동성애의 차이를 어떻게 설명하면 좋을지 같이 이야기해봐요. 우정과 동성애의 차이라니, 대답하기 어려운, 너무나 철학적인 질문이네요. 사실 우정과 동성애의 경계는 참으로 모호합니다. 실제로 동성애를 전혀 몰랐던 사람들이

훗날 동성애에 대해 알고 나면 우정이라고 느꼈던 감정을 짝사랑이나 설렘으로 재해석하는 경우도 많으니까요. 그렇다고 모든 우정이 그렇다고는 이야기할 수 없습니다.

우리는 이성애가 주류인 사회에 살고 있기 때문에 당연히 동성끼리 느끼는 감정은 우정, 이성끼리 느끼는 감정은 사랑이라고 생각합니다. 사실 "나도 동성애야?"라고 묻는 아이에게 제가 생각하는 가장 좋은 답은 "글쎄, 엄마도 잘 모르겠네. 그럴 수도 있고 아닐 수도 있지."입니다. 이 말이 부담스럽다면 우정도 사랑의 한 종류라는 것을 설명하면서 조금 더 말을 보탤 수 있을 거예요. "너, 엄마랑 서로 좋아하잖아. 아빠랑도 그렇고. 그럼 남자인 넌 아빠랑 동성애야?" 하고 다시 질문을 던져보세요. 단순히 동성끼리 친하고 서로 아낀다고 해서 그걸 다 동성애라고 하지 않는다는 이야기를 좀 더 쉽게 꺼낼 수 있겠죠. 누군가와의 사이를 동성애인지 아닌지 알기 위해서는 조금 더 자라야 한다고 말해주세요. 부모에게 그런 이야기를 들으며 자라는 아이는 좀 더 유연한 사고를 가지고 다양한 관계들을 맺으면서 클 수 있습니다.

Q 텔레비전에서 게이나 트랜스젠더를 자꾸 보여주면 아이들이 영향을 받아서 게이가 되거나 할까 봐 걱정이 돼요. 그런 사람들이 자꾸 공중파에 나오면 모르던 애들도 그런 사람이 있구나, 하고 알

게 되고 그러다 보면 따라 하지 않을까요?

　　🔖 **바람** 얼마 전에 동성애를 다룬 드라마 방영을 두고 이를 금지해
달라는 신문광고가 난 걸 본 적이 있어요. 부모란 이름을 앞세워 다
른 사람의 인권은 안중에도 없는 것 같아 씁쓸했습니다만……

　　🔖 **우당탕탕** 아이들이 뭐든 보고 따라 할 거라 생각하는 건 부모의
기우 아닐까요?

　　이번 질문은 단순히 텔레비전이 아이들에게 얼마나 영향을 미치
는가에 대한 것이 아닙니다. 매체에 성소수자들이 등장하는 문제와
그것을 보는 관점에 대한 질문입니다. 조금 넓게 생각해볼까요? 텔
레비전에 나오는 동성애자나 트랜스젠더를 보고 아이들이 따라 배
울까 봐 걱정된다면, 드라마마다 등장하는 불륜이나 지독한 시집살
이, 늘 질투 많고 남자보다 생각이 짧게 묘사되는 여성, 유흥주점에
서 여성과 함께 술 마시는 남성이 등장하는 장면은 어떤가요? 사실
은 이런 장면들이야말로 동성애자나 트랜스젠더가 등장하는 횟수
와는 비교도 안 되게 많이 나오지 않나요? 아이들이 걱정된다면 이
런 장면들에 대해서도 심각하게 생각해봐야 하는 건 아닐까요?
　　조금 더 솔직하게 생각해보면, 사실 질문과 같은 걱정을 하는 이
유는 아이들 때문이 아닙니다. 텔레비전에 동성애자나 트랜스젠더
가 나오는 것이 꺼려지는 건 누구보다 내가 불편해서가 아닐까요?
텔레비전에 그들이 등장하지 않을 때, 그러니까 그들의 존재가 드러

나지 않을 때는 아무런 문제도 없었지만, 직접 모습을 드러내고 우리 곁에 살아가면서 엄연히 존재하고 있다는 걸 확인하게 되자 당황하고 놀랐던 건 아닐까요? 지금껏 내가 그래왔듯이 아이들도 그런 존재를 아예 몰랐으면 좋겠다고 생각하고 있는 건 아닐까요? 이렇듯 아이들이 따라 할까 봐 걱정이 된다는 생각은 명백히 동성애자나 트랜스젠더에 관한 우리의 인식 문제에서 비롯된 것입니다.

매체는 우리 현실의 변화와 그 현실을 바라보는 관점의 변화를 반영합니다. 예를 들어 10년 전에도 텔레비전 드라마에 이혼 여성이 지금처럼 자주 등장했었는지 생각해보세요. 또 이혼한 여성을 그리는 방식은 어땠는지, 아니면 여성 등장인물의 직업은 뭐였는지 떠올려봐도 좋습니다. 연애하는 방식이나 스킨십의 수위를 표현하는 것도 많이 달라졌습니다. 거칠고 남성성을 강조하는 남성뿐 아니라 부드럽고 관계를 중요시하는 남성도 꾸준히 등장했죠.

이런 변화들은 여성과 남성이 놓인 사회적 위치의 변화, 성적인 것을 표현하고 받아들이는 사람들의 인식 변화와 연결됩니다. 이런 변화가 여자아이들에게 훨씬 더 긍정적이고 진취적인 여성상에 대한 역할 모델을 제공하기도 합니다. 더는 남자 때문에 인생이 바뀌는 청순가련한, 또는 강한 모성애를 가진 여성만이 아닌, 더욱 다양한 여성의 등장을 통해 각자 다른 모습을 가진 여성'들'이 있다는 걸 알게 되니까요.

마찬가지로 약 10년 전 한 연예인이 커밍아웃을 하고 나서 당시 공중파에서 퇴출당했지만, 지금은 쇼프로 등에 다시 모습을 드러냅니다. 그를 통해 동성애 문화를 듣기도 하지요. 드라마나 영화에서도 이전보다는 편하게 동성애 코드를 차용해 쓰기도 합니다.

저는 이런 변화가 바람직하고 좋다고 생각합니다. 지금까지 사회적으로 배제되고 차별받아왔던 동성애자와 트랜스젠더들 또한 누군가의 딸이고 아들이며 누군가의 형제자매이자 친구이고 동료이자 제자입니다. 우리 사회의 일원이란 뜻이지요. 그걸 생각한다면 그들이 텔레비전에 나와 내 아이에게 나쁜 영향을 미친다고 단순하게 걱정할 수가 있을까요? 동성애자와 트랜스젠더의 존재를 알고, 그들도 똑같이 일을 하고 누군가를 좋아하고 가족으로 살아간다는 사실을 아는 것, 무엇보다 그들이 우리 옆에 있다는 사실을 인지한다는 것이야말로 나와 내 아이가 사회에서 원하는 것을 누리면서 평등하게 살아갈 수 있는 사회 환경의 밑거름이 된다는 걸 먼저 이해해야 할 것 같습니다.

점점 더 많은 아이들이 '아, 세상에는 다양한 형태의 삶과 사랑을 누리는 사람들이 많구나!' 하고 깨닫게 된다면, 그만큼 우리가 사는 세상은 서로의 차이를 존중하고 나의 모습을 있는 그대로 드러낼 수 있는 세상에 가까워질 것입니다. 아이들은 동성애자를 보고 동성애자가 되지 않습니다. 우리에게 익숙하지 않은 사람들에 대해 왜곡하지 않고 이해할 수 있도록 돕는 것, 이것이야말로 모든 부모가 이 문제 앞에서 무엇보다 먼저 해야 하는 고민입니다.

성소수자 바로 알기

흔히 성소수자라고 하면, 먼저 동성애자를 떠올립니다. 하지만 성소수자라는 말은 좀 더 포괄적인 개념으로 쓰입니다. 성소수자를 간단하게 'LGBT'라고도 쓰는데, 이는 레즈비언(Lesbian), 게이 (Gay), 양성애자(Bisexual), 트랜스젠더(Transgender)를 아울러 뜻하는 말입니다.

성소수자에 대해 사람들이 부정적인 이미지를 갖는 건, 무엇보다 그들에 관해 잘 모르기 때문입니다. 예를 들어 어릴 때부터 오랫동안 봐온 친한 친구가 게이라면, 이 사람은 자신의 친구에 대해 성 정체성 말고도 좋아하는 음식이나 관심 분야 등 다른 것들도 알기 때문에 오직 성 정체성만을 기준 삼아 바라보는 사람들과는 전혀 다르게 친구를 이해할 겁니다.

남자는 여자를 좋아하고, 여자는 남자를 좋아하고, 여자(남자) 성기를 가지고 태어났다면 당연히 그 사람은 스스로를 여자(남자)로 생각하는 것이 정상이라고 생각해온 사람은 당연히 성소수자에 대해 놀라거나 이상하다고 생각할 수 있습니다. 자신과 다른 존재에 대해 당혹감을 느끼는 겁니다. 그리고 "왜 그런데? 그 사람들 좀 이상한 거 아냐?"라는 생각을 하게 되는 거지요. 하지만 이제는 우리가 그 '왜?'라는 질문을 자신에게 돌려야 할 때입니다. 왜 꼭 남자는 여자를 좋아해야 하는지, 왜 여자가 여자를 좋아하면 안 되는지 말입니다.

　성소수자를 조금 더 깊이 이해하기 위해 몇 가지 용어들을 자세히 알아볼 필요가 있습니다. 앞서 등장했던 'LGBT', 다시 말해 레즈비언, 게이, 양성애자, 트랜스젠더를 이해하기 위해서는 먼저 성별 정체성과 성 정체성의 의미를 파악해야만 합니다.

　성별 정체성(gender identity)은 자신이 스스로를 어떤 성으로 생각하는지를 뜻하는 말입니다. 예를 들면 여성으로서 여성을 좋아하는 레즈비언의 성별 정체성은 여성이며, 남성으로서 남성을 좋아하는 게이의 성별 정체성은 남성입니다. 마찬가지로 여성으로서 남성을 좋아하는 이성애자의 성별 정체성도 여성인 겁니다. 남성에서 여성으로 성전환한 사람의 성별 정체성도 여성인 거지요.

　성 정체성(sexual identity)은 내가 누구에게 사랑의 감정과 성적인 끌림을 느끼는지를 뜻하는 말입니다. 예를 들어 어떤 남성이 여성에게 사랑의 감정을 느끼면, 그 남성은 자신과 다른 성에게 사랑을 느끼는 이성애자입니다. 바로 이것이 성 정체성입니다. 마찬가지로 자기와 같은 성에게 사랑을 느낀다면 동성애자이고, 동성과 이성에게 모두 끌린다면 양성애자입니다. 이렇게 누가 누구에게 끌리고 성적인 매력을 느끼게 되는지 학교나 집에서 가르치거나 바꿔줄 수 있을까요? 당연히 그럴 수 없습니다. 성 정체성은 누가 정하거나 바꿀 수 있는 것이 아니니까요.

　성별 정체성과 성 정체성이 어떤 뜻인지 알았다면, 이제 트랜스젠더에 대해 생각해볼 차례입니다. 예를 들어 한 남성이 스스로를 여성으로 생각하고 그에 맞추어 생활하고 있다면(모든 트랜스젠더가 성전환수술을 받는 것은 아닙니다. 평생 성전환수술을 하지 않고도 트랜스젠더로 살기도 하지요), 이 사람의 성별 정체성은 당연히 여성입니다. 스스로를 여성으로 생각하는 이 사람이 여성을 좋아한다면 동성애자, 남성을 좋아한다면 이성애자, 양성을 모두 좋아한다면 양성애자가 됩니다. 동성애자와 트랜스젠더를 같은 의미로 이해하는 사람들이 많은데, 트랜스젠더는 동성애자일 수도 있지만 이성애자일 수도 있다는 뜻입니다.

우리가 제대로 알아야 하는 두 가지 중요한 개념이 더 있습니다. 바로 커밍아웃(comingout)과 아웃팅(outing)입니다. 커밍아웃은 많이들 알고 있듯 성소수자가 스스로를 성소수자라고 드러내는 것을 뜻합니다. 이제는 동성애자뿐 아니라 누구든 숨겨왔던 어떤 부분을 드러내는 것을 가리켜 커밍아웃이라는 단어를 쓰기도 합니다. 반대로 아웃팅은 성소수자가 자신의 정체성을 드러내길 원하지 않는데도 주변에서 마음대로 그 사람에 대해 소문을 내거나 말하는 것을 뜻합니다. 여전히 성소수자를 지독하게 차별하는 한국 사회에서 아웃팅은 그 사람을 위험에 노출시키는 것과 마찬가지입니다. 그러니 누군가의 성 정체성을 알게 됐을 때 이를 쉽게 주위에 말하지 않는 것은 가장 기본이 되는 예의입니다.

성소수자를 대할 때는 무엇보다 나와 똑같은 사람으로 대하는 것이 가장 중요합니다. 성소수자를 '비정상'이라고 여기거나 '변태'라는 말로 부르는 시선이나 편견, 성소수자에 대한 왜곡된 정보는 차별로 이어지니까요.

무엇보다 이 한 가지는 꼭 기억했으면 합니다. 앞서도 말했지만 성소수자는 내 주변에도 분명히 존재합니다. 이 사실을 떠올리면 적어도 성소수자에게 함부로 말하거나 차별대우하는 것을 당연하게 여기는 일은 없을 것입니다. 또 언젠가 여러분에게 누군가가 커밍아웃을 해올 수도 있겠지요. 그때 너무 놀라거나 당황해하지도 말고, '잘' 들어주는 것도 중요합니다. 성소수자에 대한 배려는 사회 구성원으로서 내가 받고 싶은 배려와 마찬가지라는 생각을 늘 염두에 두었으면 합니다.

5장

놀이와
폭력 사이

'아이들의 직업은 놀기'라는 말이 있습니다.
그만큼 아이들에게 놀이가 중요하다는 뜻입니다. 그런데 아이들의
놀이 중에서 유난히 부모들이 난감해하고 곤혹스러워하는 부분이
있습니다. 아이들이 서로의 몸이나 성기를 만질 때, 또는 몸을 진찰
하는 병원놀이나 여보 당신이라 부르며 노는 소꿉놀이같이 '성'을
연상시키는 놀이를 할 때입니다.

어른들은 "우리 때는 안 그랬는데!", "큰애는 안 그랬는데!", "나
이에 비해 너무 조숙한 것 아냐?" 같은 이유들을 들며 별다른 문
제가 없는 아이들의 행동에서 굳이 문제를 찾으려고만 합니다. 이
처럼 아이들의 성적 욕구와 생각, 말과 행동을 있는 그대로 받아들
이기 힘들어하지요. 그래서 아이들의 놀이 상대나 상황에 따라 때
로는 성폭력 여부까지 고민하는 혼란에 빠지기도 합니다.

대개의 경우, 아이들의 놀이에는 큰 문제가 없습니다. 그저 어른들 보기에 불편할 뿐입니다. 그런 불편함이야말로 어른들이 순전히 자신들의 시각으로 아이들을 왜곡해서 보고 있음을 보여주는 증거입니다.

하지만 아이들의 놀이에서 (성)폭력적인 요소가 조금이라도 발견됐을 때 이를 반드시 짚고 넘어가는 자세는 중요합니다. 저러다 말겠지 하고 그냥 내버려두면 (성)폭력에 무감한 아이로 자랍니다.

지금부터 우리는 언론 매체의 어린이성폭력 사건 앞에서는 목소리를 높이면서도 정작 일상에서 되풀이되는 성적 폭력성에는 무감한 우리의 감수성에 대해 이야기하고자 합니다.

아이들은 왜 그러고 놀까?

Q 며칠 전 유치원에서 전화가 왔는데, 우리 아들이 자꾸만 치마를 들치는, 일명 '아이스케키'를 하면서 여자아이들을 놀린다고 하네요. 여자아이들이 너무 싫어하니까 집에서도 주의를 줬으면 좋겠다는 선생님 연락에 아이에게 말을 꺼냈더니 "그게 뭐 어때?" 하더군요. 왜 하면 안 되는지, 왜 단순한 놀이가 아닌지 잘 설명해주고 싶은데 역시 어렵네요.

↳ 처음처럼 다른 장난보다 유난히 '아이스케끼'는 절대 하면 안 된다

는 생각이 들어요.

┗ 602공주 만약 내 아들이 '아이스케키'를 대수롭지 않게 여긴다면 전 밖으로 데리고 나가 산교육을 시켜줄 것 같아요. 여자애들 많은 곳에서 바지를 벗으라고 한다든지. ㅋㅋㅋ (좀 심한가?) 너가 지금 바지를 못 내리듯이, 아이스케키를 당한 여자아이도 굉장히 부끄러웠을 거라고 알려줄래요.

'아이스케키'는 오래 전부터 남자아이들이 여자아이들에게 하던 '전통 있는' 장난입니다. 아이가 "뭐 어때?"라고 말한 것도 무리가 아니네요. 하지만 유치원 선생님한테 전화까지 받고 나면 부모 입장에서는 난감하기도 하고 어쨌든 주의를 줘야 한다는 생각이 들 겁니다. 야단을 치거나 무조건 하면 안 된다고 해봐야 아이 마음속에 화만 키울 뿐입니다. 원하는 교육 효과를 얻기는 어렵지요. 말씀처럼 '왜 하면 안 되는지', '왜 놀이가 아닌지' 아이가 이해할 수 있어야 더는 그런 행동을 하지 않을 겁니다.

먼저 아이에게 어떤 답을 해줄까 고민하기 전에 어머니가 아이의 행동을 어떻게 보고 있는지 생각해보세요. 유치원 선생님이 뭐라 말했건 신경 쓰지 말고 어머니 스스로가 아이의 행동에 문제가 있다고 생각하는지부터요. 만약 아이의 행동이 유치원에서 문제가 되지 않았다면, 좀 더 구체적으로 유치원 선생님이 전화까지 걸지 않았다면 어머니는 아이의 행동에 대해 어떻게 생각했을까요?

왜 여기서 어머니의 느낌을 먼저 묻는지 궁금하실 겁니다. 아이들은 부모의 말과 태도, 행동을 보고 자기의 잘잘못을 느끼게 되지요. 만약 어머니가 난감해하거나 일관되지 않은 태도를 보이면 이는 그대로 아이에게 전달되어서, 아이는 '왜 하면 안 되는지'를 모르고 혼란스럽기만 할 뿐입니다.

더불어 아이가 같은 행동을 하지 않도록 주의하는 것만큼 아이가 그런 행동을 할 때 어떤 감정과 욕구를 지니고 있는지 읽어주는 것도 중요합니다. 대개 남자아이를 둔 부모들은 남자아이가 여자아이에게 짓궂게 구는 것을 '좋아해서 하는 표현'이라고 뭉뚱그려 이야기합니다. 하지만 그냥 다른 사람을 따라 한 것일 수도 있고 이성에 대한 호기심일 수도 있지요. 물론 좋아한다는 표현일 수도 있고요. 처음에는 그냥 장난이었다가 상대방 반응이 재미있어서 계속할 수도 있습니다. 또는 그런 행동으로 모두의 관심을 끄는 게 좋아서 그럴 수도 있습니다.

이런 여러 이유들 중에서 아이가 왜 그런 행동을 했는지를 먼저 알아야 합니다. 그래야 아이에게 자기감정을 자연스럽게 표현할 다른 방법을 찾도록 도울 수 있습니다. 원인을 알았으면 이렇게 이야기할 수 있을 거예요.

"그래서 네가 그런 행동을 했구나. 그런데 그 아이들은 네가 싫은 게 아니라 네가 그런 행동을 하는 게 싫대. 그럼 어떻게 하는 게 좋을 것 같아? 어떻게 하고 싶어? 다르게 해보면 어떨까? 우리 한번 찾아보자."

우리는 아이가 다른 사람을 배려하고 그들과 좋은 관계를 만들어가기를 바랍니다. 그러기 위해서는 부모에게 자기 욕구를 말할 수 있어야 하고 자기 욕구가 자연스럽게 받아들여지고 자기감정을 그대로 인정받는 경험을 해야 합니다. 그래야만 다른 사람의 감정과 욕구도 이해할 수 있는 바탕이 생기니까요. 그런 경험을 하고 나야, 나만 재미있는 것이 아니라 상대방도 함께 재미있는 것이 진정한 놀이라는 걸 깨닫게 됩니다. 상대방이 싫어하는데도 억지로 계속하면 더는 놀이가 아니라 상대를 괴롭히는 것이 되고, 그것이 곧 폭력이라는 사실을 알게 될 거예요. 여자아이들의 치마를 들치면서 놀리는 행동은 장난이라고는 해도 당하는 아이들에게는 놀람과 당황스러움, 분노를 일으키는 폭력인 거지요. 아이들이 자주 하는 똥침도 마찬가지입니다.

'똥침'이나 '아이스케키'처럼 우리에게 익숙한 장난 하나하나에 폭력 운운하는 것이 너무 예민하게 구는 것처럼 느껴질 수도 있습니다. 사실 놀이와 폭력의 차이는 아이들에게는 아주 작은 차이예요. 하지만 그 차이를 제대로 인식하지 못한 채 자라면 아이들은 점점 폭력에 무뎌지게 됩니다. 폭력에 대한 감수성은 아무리 예민하게 키워도 과하지 않다고 생각합니다.

 Q 초등 2학년 아들을 둔 엄마예요. 얼마 전 알게 됐는데 아들이

친구들이랑 고추 크기를 비교하며 노는 것 같아요. 친구 누구는 자기보다 크다는 둥, 누구는 좀 작다는 둥 이런 얘기를 막 하네요. 좀 당황스러운데 뭐라고 말을 꺼내야 할지 몰라 지금은 그냥 두고 보고 있어요. 이럴 때 뭐라고 해줘야 할까요?

> ↳ **축제같은** 얼마 전 초등 3년생인 아들이 친구 두 명을 데리고 집에 놀러 왔었습니다. 한참을 방안에서 싸우고 놀더니 잠시 뒤 한 녀석은 깜빡 넘어가듯 소리를 지르고 두 녀석은 킬킬거리며 눈물 반 웃음 반이 되어 같이 넘어가더군요. 뭐 하나 싶어 봤더니 이런. ㅜ.ㅜ 일명 딸딸이라고 말하는 것을 하고 있지 뭡니까. 이그. 전 놀라서 막 야단을 쳤는데 학교서 친구들하고 그러고 논다네요.

Q 친구가 우리 딸과 몇 개월 차이가 나는 아들을 데리고 놀러 왔어요. 오랜만에 만난 거라 저희 둘은 차를 마시며 수다를 떨고 아이들은 아이들끼리 장난감이 있는 놀이방에서 놀고 있었습니다. 그러다 너무 조용한 것 같아서 놀이방을 들여다보았더니, 글쎄 친구 아들이 청진기를 끼고 있고 우리 딸은 그 앞에 누워 있는 거예요. 그냥 둘이 노는 것일 뿐 별거 아니라고 생각하면서도 괜히 가슴이 철렁해서 딸아이를 일으켜 방을 나왔어요. 그냥 잘 노는 거였다 하면서도 왠지 마음이 편치 않습니다.

> ↳ **우당탕탕** 애들은 병원놀이를 곧잘 하긴 하는데~ 단둘이서(?) 그러고 있으면 괜히 이상한 생각을 하게 되는 거 같아요. ><

> ↳ **첫째맘** 아이들은 그냥 놀이인데, 그걸 보고 부모가 놀라는 경우

도 많지요. 잘 알고 대처해야 한다는 생각이 듭니다. 부모는 정말 알아야 할 게 많네요. ^^;

10대들도 이런 성적인 장난을 많이 하지만, 특히 더 어린 아이들은 뭐가 뭔지 잘 모른 채 단순히 재미를 위해 또는 친구의 반응을 즐기기 때문에 더 대담한(?) 경우가 많습니다. 재미있어서 하는 것이니 어른 앞이라고 굳이 숨길 이유가 없는 거지요. 그래서 어른들을 놀라게 하는 경우가 더 많습니다.

병원놀이는 아이들 놀이의 고전이라 해도 될 만큼 많이 하는 놀이입니다. 예전 같으면 무심히 보아 넘겼겠지만 지레 불안해지는 엄마 마음은 아마도 단순한 장난으로 끝나지 않을 수도 있다는 생각 때문일 것입니다.

이런 성적인 장난들의 사례에서 우리가 기억해야 할 중요한 두 가지가 있습니다. 먼저 아이들이 왜 그런 장난을 하는지 이해하려고 애써야 합니다. 그래야 무턱대고 아이들을 윽박지르지 않을 수 있으니까요. 특히 성적인 것과 관련해서 아이들이 하는 행동은 거의 대부분 어른들이 생각하는 것과는 180도 다릅니다. 아이들은 성적인 것이 뭔지도 모르고 하는 행동인데, 어른들이 자신의 눈높이와 관점으로 재단해서 왜곡하는 것이지요.

물론 초등학교 5, 6학년들이 여자아이의 브래지어 끈을 잡아당기거나 남자아이들끼리 성기를 만지고 도망가는 장난은 진지하고 따끔하게 말해줘야 하지만, 앞서 질문에 등장하는 놀이나 장난은 어른들의 우려와는 달리 특정한 의도 없이 하는 행동으로 보입니다. 이럴 때 화를 내거나 당황한 기색을 보이기보다는 그 장난에 대해 자연스럽게 이야기를 꺼내는 것이 좋습니다.

사실 성기를 비교하는 장난은 남자아이들의 경우가 대부분입니다. 자신의 몸을 보여주면 큰일 난다는 말을 듣고 자란 여자아이들과 달리 남자아이들은 화장실에서 서로의 성기를 볼 기회가 있으니까요. 전에도 말했듯이 일단 자신의 몸을 다른 사람에게 함부로 보여주는 것에 대해 아이와 이야기를 나누어야 합니다. 성기의 크기에 대해서는 사람마다의 차이를 함께 이야기해보세요. 특히 청소년기의 남자아이들은 성기 크기에 집착하는 경우가 많습니다. 사람마다 손가락 길이와 눈 크기가 다르듯이 사람마다 성기의 크기도 모양도 다 다르다는 것을 어릴 때부터 알게 해줘야 합니다.

일상 속 감수성 키우기

Q 초등학교 3학년을 가르치고 있는 선생님이에요. 쉬는 시간에 아이들이 무슨 노래를 부르기에 귀를 기울여봤더니 차마 입에 올릴 수 없을 만큼 야한 가사의 노래를 부르고 있더라고요. 놀란 맘에 혼내긴 했는데 그때뿐이네요. 아이들에게 어떤 말을 해줘야 할지 정

말 난감합니다.

602공주 초등학교 4학년 여자아이였던 저도 그러고 놀았습니다. 대충 생각나는 내용도 정말 지저분하고 천박하기 이를 데 없었지요. 엄마한테 걸렸다가 정말 눈물 쏙 빠지게 혼났습니다. ^^;

농업인 아이들이 뭔지 알고 하는 걸까, 의심스러울 만큼 정도를 넘어선 노래를 저도 들어봤어요. 정말 아이들이 뭔지나 알고 그런 걸까요?

이럴 땐 공공 예절 수준에서 아이들과 이야기를 나누고 판단하면 어떨까 싶습니다. '정도가 차마 입에 올릴 수 없을 만큼 심한' 수준의 야한 가사라면 교육적으로 이야기할 필요가 있겠지요. 물론 어른들이 생각하는 만큼 특정한 의도가 있다고 보이진 않지만, 아이들이 그런 노래를 부르는 데는 분명히 누군가를 놀리거나 또는 자신이 특별히 무언가를 더 많이 알고 있다고 과시하기 위해서일 겁니다. 이런 경우, 어디서 그런 노래를 들었는지 추궁하거나 그런 노래를 하면 나쁜 아이라는 식으로 말하기보다는 공공 예절 차원에서 이야기를 해줘야 합니다. 그런 노래를 들을 수도 있고 혼자 생각할 수도 있지만, 친구들과 함께 있거나 사람이 많은 곳에서는 다른 사람들이 불편할 수 있다는 걸 확실하게 알려주는 겁니다. 함부로 남의 몸을 만지는 것과 마찬가지로 다른 사람에게 피해를 주는 일임을 제대로 알려줘야 합니다.

특히 이런 사례는 고학년에 올라갈수록 학교나 학원처럼 친구들이 모인 장소에서 공공연하게 휴대폰이나 휴대용 동영상 재생기로 야동을 함께 보는 것이나 야한 농담을 함부로 하는 것과 같은 맥락으로 보입니다. 이런 일을 미리 막는 차원에서라도 어릴 때부터 공공장소에서는 성과 관련된 예절을 지켜야 한다는 인식을 미리 심어주는 게 좋습니다. 그러려면 우리 어른부터 '잘' 해야 되겠죠?

단순히 몇 번 혼낸다고 해결되는 일은 없다고 생각합니다. 어른들이 하는 얘기를 아이들이 단번에 이해하기는 어렵습니다. 때문에 일상에서 자연스레 여러 번 되풀이해 얘기해주는 게 가장 효과적입니다. 대신 무턱대고 화를 내버리면 아이들이 더는 얘기하려 들지 않으니 주의하세요. 무엇보다 아이들을 열심히 관찰하고 꾸준히 되풀이해 말을 걸 필요가 있습니다.

Q 명절에 큰집에 다녀온 아들이 '사촌 형들이 고추를 만지고 자기들 고추도 만져보라고 했다'며 '형아들은 변태 같다'고 했어요. 걱정이 되어 남편에게 말했더니 남자아이들은 다 그러고 논다면서 대수롭지 않게 대답합니다. 남편은 오히려 저보고 과민반응이라는데 정말 그런 걸까요?

　┗ **찌가록키** 전 남자 중학교, 남자 고등학교를 다녔어요. 친구들 사이에서, 특히 남자애들 사이에선 짓궂은 장난을 치면서 서로 우정도 쌓고 하니까, 무조건 '안 돼!'라고 하기보다는 상황을 들어보고 답변을 달리 해야 할 것 같아요.

ㄴ **잠든사이** 여자아이들과 달리 남자아이들은 서로의 몸을 드러내는 데 거부감이 한결 덜한 거 같아요. 그래서인지 신체를 이용한(?) 놀이도 자연스럽게 받아들이는 듯합니다.

ㄴ **나나이로** 요즘은 덜하지만 예전엔 남자아이들은 아랫도리를 다 벗겨서 키우곤 했잖아요. 성기에 대해 너무 편안하게만 여기는 것도 남자아이들이라서가 아니라, 남자아이들로 키워져서 그런 건 아닐까요?

조금 앞에 나왔던 남자아이들의 성기 놀이와 이번 사례의 차이는 무엇일까요? 바로 또래끼리의 놀이가 아닌, 형과 동생의 놀이라는 점입니다.

실제 아이들의 성 행동은 형, 또는 또래 중에서도 성숙한 아이들과 놀면서 알게 되는 경우가 대부분입니다. 또래들끼리는 단순한 놀이일 때가 많습니다만, 나이가 더 많은 형들과 함께라면 아이는 하고 싶지 않아도 형들이 시키는 대로 하게 됩니다. 뭔가 이해되지 않는 상황에서 망설이다가도 호기심 반, 두려움 반으로 따라 하게 되는 것입니다.

질문의 경우처럼 아이가 별로 놀라지 않았고 형들이 강제로 한 일이 아니라면 대수롭지 않게 넘길 수도 있습니다. 하지만 그냥 넘기기만 해도 되는 일인지는 반드시 짚고 넘어가야 합니다. 아이들의 성적인 장난은 장난으로 시작돼도 거듭될수록 점점 더 그 수위가 높아집니다. 때문에 절제가 필요한 시점인지 주의 깊게 보셔야 해요. 이때 아이에게 죄책감이나 수치심을 주지 않고 어머니의 생각을 전달하는 것이 중요합니다.

큰 아이들에게는 "너보다 큰 형이나 아저씨들이 네 성기를 함부로 만지거나 자기 성기를 만져보라고 하면 너는 어떨 거 같니?" 하고 물어봅니다. 자기가 가상의 피해자가 되었을 때를 생각해보게 하는 것이지요. 그러면 대부분의 아이들은 피해자가 겪는 불안과 두려움을 이해합니다.

작은 아이에게는 아이가 느꼈을 불쾌한 기분을 충분히 공감해줍니다. 물론 불쾌감을 못 느끼고 단순히 놀이로 받아들였을지도 모릅니다. 하지만 자기가 그런 일을 겪었다고, 아무렇지 않았다고 해서 다른 아이에게 똑같이 그렇게 해도 되는 건 절대 아니라는 걸 꼭 설명하고 넘어가야 합니다.

Q 오빠와 장난을 치다 갑자기 딸아이가 오빠에게 욕을 하면서 마구 때리고 할퀴기에 왜 그리 사납게 구냐고 야단을 쳤습니다. 딸아이는 분이 풀리지 않는지 막 울면서 "오빠가 내 가슴 만졌단 말이야!"라고 하네요. 아들은 장난치다 그냥 스친 거라고 하는데요. 제가 생각할 때도 일부러 그런 것 같진 않아요. 그런데도 딸아이는 오빠뿐 아니라 저한테도 계속 화를 내고 있으니 어떡하면 좋을까요?

⌐ **장갑토끼** 성별이 서로 다른 아이들을 키우는 건 역시 두 배의 지식이 필요한 거 같습니다.

⌐ **잠든사이** 무조건 오빠의 실수였다고는 생각하지 않으셨으면 좋겠어요. 양쪽의 입장을 고르게 생각해주지 않으면 딸이 더욱 속상할 것 같은데요.

요즘 초등학교 아이들은 신체 발육이 빠르고 텔레비전과 인터넷의 영향이 워낙 강하기 때문에 이 무렵의 아이들이 성에 관해 접하는 정보들은 어른들이 맞닥뜨리는 수준과 별반 다르지 않습니다. 그래서인지 요즘 초등학생들은 학년을 불문하고 이성에 대한 관심이 아주 큽니다. 간혹 관심이 생각만으로 그치지 않고 직접 해보고 싶다는 충동으로 나아가면 가장 가까운, 가장 만만한 여자아이에게 실천하게 됩니다. 상담에서도 간혹 나타나는 사례입니다.

단순히 장난이었는지, 아니면 동생의 과민반응이었는지 따지는 것이 먼저는 아니라고 생각합니다. 설사 장난이었다고 해도 이런 행동은 동생뿐 아니라 다른 사람의 마음을 상하게 한다는 것을 깨닫게 해야 합니다. 딸아이에게도 막연히 기분 나쁘고 참을 수 없는 불쾌감이 아닌, 아무리 가까운 사람이라고 해도 그 사람한테 자신의 몸이 침범당했을 때 받은 자신의 느낌을 정확히 아는 것이 중요하다는 걸 일깨워줍니다. 더불어 오빠의 행동이 장난이었든, 또는 나쁜 의도가 있었든 간에 화가 나고 불쾌하다면 그걸 여과 없이 표현할 수 있도록 하는 연습이 필요합니다. 그리고 이후 오빠가 사과하고 다시는 그런 행동을 하지 않겠다고 약속하는 것과 같이 자신이 무엇을 바라는지 명확하게 알게 하는 것이 더욱 중요하다고 생각합니다.

빗나간 애정 표현

Q 저는 아들한테 장난삼아 가끔 똥침을 합니다. 그런데 어느 날 녀석이 "엄마! 왜 자꾸 나한테 성폭력을 하는 거야?" 하고 따지더라고요. 저는 그냥 별 생각 없이 했던 장난인데 그 말을 들으니 깜짝 놀랐어요. 뭐라고 대꾸를 해야 할지 몰라 당황스러웠고요. 아이 말처럼 이것도 일종의 성폭력일까요? 그냥 장난인데 하면 안 되는 걸까요?

⌐ **가시고기** 전 애들 보는 앞에서 남편에게 똥침을 놓는데……. 저희 애들도 제게 똥침을 놓곤 해요. 앞으로 조심해야겠는데요.

⌐ **빈아맘** 저도요. 지금도 아이들에게 똥침을 놓곤 하는지라 깜짝 놀랐어요.

장난으로 엉덩이를 콕 찔렀을 뿐인데 아이가 성폭력이라는 말을 하니 많이 당황스러웠을 겁니다. 엄마는 재미로 했지만 아들은 어던지 불쾌한 느낌이 들었나 봅니다. '성폭력'이라는 구체적인 표현을 썼으니까요. 이 아이는 자기 느낌을 소중히 여기는 아이이니 틀림없이 다른 사람의 느낌을 존중하는 아이로 자랄 거예요.

사실 학교나 학원, 또는 동네 등에서 형들이나 선생님들이 남자아이들 성기를 툭툭 치거나 엉덩이를 만지거나 똥침을 하는 경우가 종종 있다고 합니다. 대부분 아이들은 잠깐 기분 나빠하기는 해도 집에 와서 말하는 경우는 드뭅니다. 그렇기에 더욱 몸에 대한 자신의 느낌을 말할 수 있도록 배려하는 것이 필요합니다.

아이가 "엄마, 성폭력이야!" 하고 의사 표현을 했다면 이는 아이와 성폭력에 대해 자연스레 이야기를 나눌 수 있는 좋은 기회입니다. 아무리 엄마라고 해도 자기 몸에 닿았을 때 싫었던 느낌을 단호하게 표현한 것을 먼저 칭찬해주세요. 더불어 누구에게든 그런 태도를 보여야 한다고도 말해주세요. 이렇게 덧붙여주면 어떨까요?

"혹시 다른 어른들이나 형들이 네 엉덩이나 성기를 함부로 만지려고 할 수도 있어. 그때도 엄마한테 한 것처럼 하지 말라고 확실하게 말할 수 있겠지?"

Q 시어머니가 어린 아들의 성기를 가지고 장난치는 경우가 가끔 있습니다. 귀여워서 그러시는 거고 자주 만나는 것도 아니라 그때그때 참고 넘어갑니다만 영 찜찜합니다. 시어머니께 말씀을 드리자니

곡해하실 것 같고, 그냥 두자니 아이한테 어딘가 좋지 않은 게 있을 것 같아 마음이 쓰입니다.

꽃수수 아무래도 좀 신경 쓰이시겠어요. 며느리가 말하면 또 기분 상하실까 걱정도 되고 말이죠. 남편 분한테 말해서 시어머니와 이야기를 나누어보라고 하면 어떨까요?

방그레 저번에 소아과에 갔더니 의사 샘이 우리 아들 고추를 잡으면서 장난을 치시더라고요. 청진기로 검진하면서 아이가 움직이지 말라고 장난삼아 그러셨는데 전 너무 기분이 나빴어요. 근데 아무 말도 못 했답니다.

Q 텔레비전을 보는데 한 진행자가 유치원생 아이들에게 "아저씨한테 뽀뽀!" 하니까 아이가 뒷걸음질을 치더라고요. 그런데도 진행자는 억지로 아이를 끌어안더니 볼에 뽀뽀를 했어요. 그 사람은 특별한 의도가 없었겠지만 저도 불편한 마음이 들었습니다. 제가 보기에는 분명히 텔레비전 속 그 아이도 싫어하는 몸짓이었거든요. 그런 말을 했더니 남편은 유난이라고 하더군요. 제가 예민하게 구는 건가요?

장갑토끼 으~ 그런 건 저도 싫더라고요. 싫다는데 왜 자꾸 들이대는 건지. 어른들의 일방적인 애정 표현은 조금 문제가 있는 거 같아요.

나나이로 자기가 뽀뽀해주고 싶은 사람한테만 하게 했음 좋겠어요. 뽀뽀는 내 것. ㅋㅋ

싫다는 표현을 잘 못 하는 아이에게 부모와 잘 아는 사람이나 친척들이 질문과 같은 행동을 한다면 아이는 어떻게 할까요? 이런 상황 앞에 많은 부모들이 난감해합니다. 하지만 대개 아이의 기분보다는 상대 어른의 기분이나 가족 관계, 어른들 사이가 곤란해질까 걱정하는 겁니다. 혹시 여러분은 그 난감한 마음을 감추려고 스스로에게 이런저런 핑계를 대고 있지는 않은가요? "아직 어려서 모를 거야", "아기 때부터 봐온 사람인데 뭐 어때?", "예쁘다고 그런 거잖아", "아이를 봐주는 사람인데……." 하고 말입니다. 이런 식으로 아이의 감정을 어른의 뜻에 맞추고, 아이의 감정과 표현을 무시하지 말았으면 합니다. 아이가 부모로부터 편안하고 완전하게 보호받고 있다는 느낌을 갖는 것이 무엇보다 중요합니다.

우리가 반드시 생각해볼 것이 있습니다. 아이에게 애정을 표현하면서 우리는 아이가 느낄 기분에 대해 아이의 입장에서 생각해본 적이 있는가 하는 것입니다. 혹시 나쁜 뜻 없이 예뻐하면 아이가 당연히 좋아할 거라 생각하지는 않나요? 그래서 움츠려들거나 싫은 기색을 보이며 심지어 울먹이는 아이를 '붙임성 없는 아이' 또는 '너무 내성적인 아이'로만 여기고 모든 걸 아이 탓으로 돌리지는 않았나요?

또 아이들이 아직 어리고 표현이 서툴다는 이유로 함부로 나의 느낌과 감정을 그대로 쏟아내는 폭력을 휘두르고 있지는 않나요? 누구에게는 장난(짓궂은 놀이)이어도 누구에게는 폭력으로 느껴질 수 있습니다. 아이들이 어떤 반응을 보이느냐를 떠나 과연 누구의 재미를 위한 장난일까요? 일부러 아이를 괴롭히거나 성적인 의도를 갖고 있지 않더라도 아이의 의사를 무시한 어른들의 감정 표현은 그 자체로 폭력이 될 수 있습니다.

어른들이 아이들에게 하는 성기 만지기, 성기 크기나 모양 가지고 놀리기 등은 특히 가족들이 많이 모여 있는 자리에서 이루어집니다. 이를 좋아하거나 같이 재미있어 하는 아이를 본 적 있나요? 그 순간을 한번 떠올려보세요. 아이들은 대부분 난감한 표정을 짓거나 못 들은 척 딴청이나 짜증을 부립니다. 당하는 아이 입장에서는 함부로 대들거나 싫다고 말할 수도, 그렇다고 도망갈 수도 없는 난감한 상황이니까요.

이런 행동을 하는 어른들은 자신들도 어릴 때 그런 일을 겪어왔기에 별 생각 없이 하고 있는 것이지요. 의도를 의심하는 것은 아니지만 아이가 거북해하고 싫어하는 눈치가 보인다면 사랑을 표현하는 방식을 다르게 바꿔야 하지 않을까요? 따뜻한 눈빛과 다정한 말만으로도 사랑하는 마음은 아이들에게 충분히 전달이 될 겁니다. 그걸로 모자라다는 생각이 든다면 머리를 쓰다듬거나 악수를 할 수도 있고 어깨를 두드려주는 등 다른 스킨십을 할 수도 있습니다. 가족마다 나름의 애정 표현을 찾아보면 어떨까요?

다만 이웃 어른이거나 부모님일 때는 말을 하기가 쉽지 않습니다. 괜한 노여움을 사거나 섭섭해할 수도 있으니까요. 그렇다고 아이의 어려움을 외면하시면 안 됩니다. 아이에게 '싫으면 싫다고 말하라'고 시키는 것도 결국 자기도 하기 어려운 거부의 의사표시를 아이에게 미루는 게 아닐까 싶어요. 아이들에게 "안 돼요!", "싫어요!" 같은 말을 가르치기 전에 우리가 아이들의 말에 얼마나 귀를 기울일 수 있는지부터 살펴보아야 합니다.

아이의 표현이나 감정이 어른들의 일방적 감정 표현 때문에 무시된다면, 우리가 걱정하는 상황에서 아이들이 잘 대처하는 방법을 배우기는 힘들 것입니다. 아이들은 일상생활을 하며 자신에게 해가 되는 일들을 알아차리는 연습을 되풀이합니다. 그 과정에서 스스로 자신만의 방법을 터득하지요. 따라서 아이들 스스로 놀이와 폭력을 구분하고 어른들처럼 상황에 맞게 행동하기를 바라는 것은 어른들의 욕심입니다.

놀이라는 이름의 폭력

'성폭력범죄자에게 초범이란 없다. 단지 처음으로 범죄가 발각되었을 뿐이다.'

성폭력상담소에서 일하는 사람들은 이렇게 말합니다. 왜냐하면 이미 여러 상담을 통해 성폭력 범죄자로 처벌을 받는 단계에 이르기까지, 처벌되지 않는 폭력 행동들을 수도 없이 반복해왔다는 것을 알고 있기 때문입니다. 처음부터 끔찍한 범죄자가 됐다기보다는 일상에서 자잘한 폭력이 묵인되거나 조장되는 상황을 겪으며 더 큰 범죄자가 되는 경우가 많습니다.

특히 성폭력에 대한 감수성을 키우는 일은, 성폭력에 대한 우리 사회의 통념이 피해자뿐 아니라 가해자의 삶에도 큰 영향을 미치기 때문에 더욱 중요합니다. 미성년 가해자의 성폭력 범죄가 점점 늘어나고 있다는 사실은 어른들의 잘못된 성 인식이 아이들에게 나쁜 영향을 주고 있다는 반증입니다.

음주 운전을 한번 떠올려보세요. 음주 운전을 하다 발각되면 음주 사실을 숨기려고 테스트를 거부하거나 심지어 도망치려고 합니다. 하지만 불과 얼마 전까지만 해도 성폭력을 저지른 범죄자는 오히려 음주 사실을 당당히 드러내며 죄를 감해줄 것을 청했습니다. 어이없게도 그동안 실제 판결에서 음주가 감형의 주요한 이유가 되어왔습니다. 술을 마신 뒤에 저지른 성범죄나 일탈 행동에 한없이 너그러운 우리 사회의 태도는 결국 더 큰 범죄를 조장해왔다고 해도 지나치지 않습니다.

아직도 우리 사회에서는 시각적으로나 신체적으로 자극을 받아 성 충동을 억제하지 못해 우발적으로 성폭력을 저지른다는 통념이 있습니다. 하지만 성폭력을 저지른 어른들뿐 아니라 아이들의 이야기를 들어보면 '참을 수 없는 성 충동' 때문이기보다는 '그 아이가 재수 없게 굴어서'나 '그래도 되는 아이니까'라고 할 때가 더 많습니다. 몇 년 전 한 중학교에서 여학생 한 명을 강간하고 죽음에 이르게 한 가해자들도 '건방지게 굴어서 혼내주려고' 그랬다고 했습니다. 이 끔찍한 사건 속에 성 충동은 어디에도 없습니다. 다만 자기보다 약한, 함부로 대해도 괜찮을 만한 사람을 향해 상대가 가장 고통스러워할 폭력의 방법으로 성폭력을 골랐을 뿐입니다.

학교 안에서는 '놀이'라는 이름으로 일어나는 폭력이 빈번합니다. '기절놀이', '생일빵', '빵셔틀' 등 이름은 놀이이지만 내용은 폭력입니다. 놀이를 가장한 폭력들은 여느 폭력들과 마찬가지로 가해자의 논리가 한결같습니다. '장난으로 그랬다', '서로 장난친 것이다', '쟤가 하자고 해서 따라 한 것이다', '안 하면 나만 따돌림당할까 봐 그랬다', '걔도 좋아했다', '싫다고 하지 않았다', '그냥 예뻐서 그런 것이다'……. 이처럼 몸이 약해 저항하기 힘든 아이, 장애가 있어 상황에 대처하기 어려운 아이들이 줄줄이 피해를 입고 있지만, '놀이'였다는 말로 가해자는 정당성을 내세웁니다. 그뿐인가요? 주변 어른들도 '놀이'라는 이름을 앞세워 '애들 놀이에 어른이 참견한다', '남자애들은 원래 거칠게 논다'는 말로 아이들의 폭력 행위를 모른 척 또는 못 본 척 넘깁니다. 어른들의 이런 태도는 피해 아이들에게 안전한 공간은 없다는 절망감을 안겨줍니다. 가해 아이들 또한 점점 폭력에 무뎌질 뿐입니다.

예전에 중학교 졸업식 뒤풀이라는 이름으로 놀라운 동영상이 보도되면서 한동안 사회가 떠들썩했습니다. 아이들은 졸업한 후배들에게 옷을 벗기고 오물을 뿌리는 모욕을 가합니다. 그 장면을 자랑스레 사진을 찍고 온라인을 이용해 퍼뜨리기까지 했습니다. 나중에 문제가 되자 해마다 내려오는 전통이라면서 자신들도 같은 일을 겪었다고 항변했지요. 이미 폭력이 체화되어 피해자가 가해자가 되면서 서로 뒤엉켜버린 상황이었습니다. 가해의 형태는 수년간 반복되면서 더 심해졌지만 아무도 그 폭력을 문제 삼거나 막지 않은 것입니다.

얼마 전 '치한 놀이'라는 말이 인터넷에서 한참 이야기된 적이 있습니다. '밤늦게 골목길을 가다 앞에 가는 여성을 일부러 빠른 걸음으로 쫓아가면, 그 여성이 긴장해서 소리 지르며 도망가는 상황이 재미있었다'는 한 연예인의 발언 때문이었습니다. 나중에 네티즌들이 문제제기를 하자 당사자가 급하게 사과하는 것으로 마무리가 되었습니다. 하지만 그 정도는 폭력이라고 생각하지 못하는 정서가 이미 사회 전반에 널리 퍼져 있기에, 그렇게 공인이 대중매체에서 쉽게 말할 수 있었던 게 아닐까요? 더구나 당시 방송을 진행하는 관계자가 한둘이 아니었을 텐데 아무도 이 발언의 문제성을 의식하지 못했다니, 그만큼 폭력이 일상에 깊숙이 스며들어 감지하기 어려워진 건 아닐까요?

　성폭력 사건이 생길 때마다 앞을 다투어 예방법을 찾기보다는, 성폭력에 대한 잘못된 통념에서 벗어나 다른 시각에서 우리가 할 수 있는 방법을 찾아야 할 때입니다.

성폭력에 맞서는 법

6장

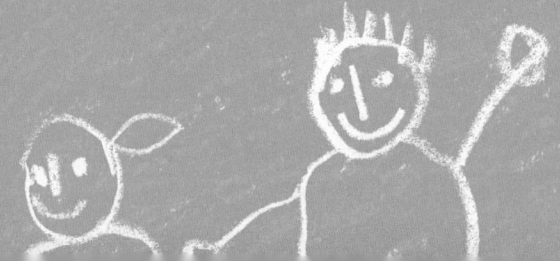

어린이성폭력 관련 기사는 잊을 만하면 한 번씩 사회를 떠들썩하게 합니다. 그때마다 우리는 아이들이 살고 있는 이 세상이 과연 안전한 곳인지 새삼 생각하곤 합니다. 2008년 전국에 있는 170여 개의 성폭력상담소를 찾은 성폭력 피해 상담자 27,636명 중에서 13세 미만의 어린이는 5,321명으로, 전체 피해자의 19.3퍼센트입니다. 특히 7세 미만의 어린이는 그중에서도 1,194명이나 됩니다(2008년 여성부에 보고된 전국성폭력상담소 통계자료 참고). 생각보다 너무 많다고요? 하지만 이는 일부에 지나지 않습니다. 성폭력상담소가 아닌 다른 곳에서 상담하거나, 제대로 상담조차 받지 않은 피해 어린이가 얼마나 많을지는 짐작조차 하기 어렵습니다. 현실이 이러한데도 어른들은 아이들에게 성폭력에 대해 이야기하기를 꺼립니다. 아이가 아직 어리니까, 아이들이 불안해할 테니까 등등 여러 이유를 들면서 말이지요. 하지만 다른 이유보다 어른들이 생각하기 싫고, 말하기 싫고, 인정하기 싫어서가 가장 큰 이유일 것입니다.

하지만 성폭력은 이미 우리 아이들도 직·간접적으로 경험하고 있는 현실입니다. 실체를 설명해주지 않으면서 아이에게 무조건 '낯선 사람 따라가지 마라', '모르는 사람과는 말도 하지 마라', '늦게 다니지 마라', '혼자서 놀이터에서 놀지 마라' 등등 주의만 준다면, 과연 아이가 어떻게 알고 조심할 수 있을까요? 아이들에게 늘 조심하라는 말로 '불안'만을 가르치지는 말아야 합니다. 알고 싶은 것만 알리고, 듣고 싶은 것만 들려준다고 불편한 진실이 사라지는 것은 아닙니다. 먼저 정확하게 실태를 파악한 다음, 아이가 이해할 수 있는 만큼 알려주는 것이 어른의 몫입니다.

성폭력은 어린이와 여성들의 인권을 침해하는 폭력 범죄입니다. 어느 한 개인이 운이 나빠서, 또는 잘못을 해서 일어나는 일이 아닙니다. 누구나 생애 어떤 시기에 성폭력 피해자가 될 수도 있고, 마찬가지로 우리 가족 중 누군가가 어느 날 성폭력 가해자가 될 수도 있습니다. 이 점을 염두에 두고 다 함께 당당하게 살아갈 수 있는 세상을 만들기 위해 지금 할 수 있는 일에 대해 함께 이야기해 보고자 합니다.

성폭력 피해가 의심스러울 때

Q 일곱 살짜리 딸아이가 있습니다. 제가 직장에 다녀서 아이는 친할머니가 봐주세요. 아이 삼촌이 있는데 같이 살지요. 삼촌이 직장을 구하는 중이긴 한데, 아무래도 집에 있을 때가 많다 보니 아이랑 놀아주기도 하고 뭐 사준다고 같이 나가기도 해요. 아이도 삼촌을 잘 따라요. 앉아 있을 때도 꼭 삼촌 무릎에 앉는데, 요즘 자꾸 신경이 쓰이네요. 갑자기 제가 아이에게 삼촌 무릎에 앉지 말라고 하면 아이가 혼란스러워 할 것 같고요. 시어머니는 혹 당신 아들 의심한다고 노여워하실까 걱정되고, 삼촌 마음도 불편해질까 신경이 쓰여요. 남편이 혹시 자기 동생을 뭘로 보고 그러냐고 화낼까 봐 걱정도 됩니다. 그렇다고 가만히 있자니 직장에 있어도 불안한 마음에 온통 집 생각뿐입니다. 가족 모두의 맘을 다치지 않고 해결할 수 있는 방법은 없을까요?

> **주니후니** 남편과 상의하고 전달하도록 해야 할 것 같아요. 삼촌이나 시어머니가 이해하고 못 하고는 나중 문제인 것 같네요. 우선, 아이를 보호하는 것이 부모로선 급한 일일 것 같아요. 모두 어렵고 피하고 싶은 상황이지만 결코 그럴 수는 없는 심각한 문제가 아닐까 싶습니다.

> **봄향기** 사실 가까운 친척도 그렇고 친근한 이웃이어도 남자 분이면 조심스러워요. 귀엽다고 쓰다듬는 정도를 넘어 안거나 볼을 만지거나 할 때면 솔직히 유쾌하지 않습니다. 저도 뭐라 대놓고 말은

못 하고 그저 아이 손을 잡아 끌고 그 자리를 피하고 말지요. 남에게도 '싫다'는 말은 아이나 저나 하기 어려운데, 가까운 가족이면 더 하겠지요.

혹시 질문한 어머니는 단순히 아이가 삼촌 무릎에 앉는 것 때문에 불안하신 걸까요? 아니면 혹시라도, 분명하진 않지만 아이의 태도에서 전과 다른 모습이 보여서 그런 마음이 든 걸까요? 후자의 경우라면 조금 더 주의 깊게 살펴보시길 바랍니다. 엄마가 느끼는 불안은 아이한테도 쉽게 옮겨가기 때문에 아이에게 물어볼 때는 불안하게 하지 마시고 아이의 일과를 자연스레 묻고 듣고 하시는 것이 좋습니다. 예를 들어 "엄마는 하루 종일 이런 일 하고 저런 일 하느라 바빴는데 우리 딸은 삼촌하고 어떻게 놀았어?" 하고 말이에요. 이 과정에서 엄마로서 납득하기 어려운 일이 있으면, 아이에게 좀 더 자세히 삼촌에 대해 어떻게 생각하는지, 평소에 삼촌이 아이에게 어떤 행동을 하는지, 또 어떤 행동을 시키는지 물어봐야 합니다.

만약 아이가 잠도 잘 자고, 할머니 집에 가는 것에 거부감을 나타내지 않는 등, 전과 비교해 별다른 변화를 보이지 않는다면 크게 걱정하지 않아도 될 것 같습니다. 그런데도 자꾸만 마음에 걸린다면 그 점에 대해서는 삼촌과 직접 이야기해보는 것이 좋습니다. 물론 효과적으로 말하는 방법을 찾아야겠지요. 두 살도 안 된 조카한테 혀까지 들이미는 키스를 하는 시동생에게 "그런 키스는 애인한테 해야지, 아기한테 하면 안 되지요!"라고 말했다는 분이 생각 나네요. 이 한 줄을 말하기 위해서 별별 생각을 다 했다고 하시더라구요. 하지만 막상 하고 나니 시동생도 조금 쑥스러워할 뿐, 더는 아이에게 그런 행동은 하지 않았다고 합니다.

효과적으로 말하는 방법을 고민하는 것은 아이에게 말할 때도 마찬가지입니다. 늘 하던 행동을 갑자기 하지 말라고 하면 아이가 혼란스러워할 수도 있습니다. 하지만 하지 말라고 말할 때의 엄마의 표정이나 태도가 화가 난 듯 보이거나 평소와 다르지 않고 자연스럽다면 꼭 그렇지는 않다는 것도 기억해두세요.

예를 들어 앨범을 같이 보면서, 또는 더 어릴 때를 회상하면서 그때와 달리 아이가 점점 혼자서도 씩씩하게 잘하는 아이라는 걸 이야기해줍니다. 그러면서 자연스럽게 "어른들 무릎에 앉는 건 아기적 버릇이니 이제 혼자서 앉는 것이 어떨까?"라고 이야기해봅니다. "삼촌이 무릎에 앉으랬어."라고 아이가 답할 경우, "삼촌은 네가 혼자서도 잘한다는 걸 아직 모르나 보다. 다음에는 삼촌한테 혼자서도 잘 앉아요, 하고 말해주자."고 이야기해주세요. 화장실 가는 것도, 샤워하는 것도 다 혼자서 잘할 수 있는 일이라고도 덧붙여 말해줍니다.

이건 누굴 무시하는 일도 아니고 괜한 걱정도 아닙니다. 그냥 아이가 커가는 과정에서 아이를 아기 때와 다르게 대하는 과정의 하나일 뿐이에요. 전적으로 어른의 보호를 받던 아이가 점점 직접 해야 할 일들이 늘어나는 것을 아이와 어른이 함께 받아들이는 과정입니다.

아이가 접하게 되는 모든 신체적인 접촉에 대해 막연한 불안감과 두려움을 가지고 매사에 조심시키거나, 무조건 부모의 보호 아래 둔다고 성폭력으로부터 안전한 것은 아닙니다. 오히려 부모가 성폭력에 어떻게 대처하고 있는지가 중요합니다. 설령 피해가 있다고 해도 그 일이 아이에게 평생 씻을 수 없는 상처가 아니라, 어렵지만 아이와 부모가 함께 이겨낼 수 있다는 믿음을 갖게 하는 일이 더욱 중요합니다. 그러기 위해서라도 아이와 어른이 함께하는 성교육은 꼭 있어야 합니다.

아는 사람에게 성폭력 피해를 입었을 때

Q 얼마 전 동네 문구점 주인이 동네 여자아이들을 성추행한다는 사실을 알게 되었습니다. 여섯 살배기 저희 딸이 문구점 아저씨가 친구들 몸을 만진다면서 그래도 되는 건지 조심스럽게 물어봐서 알게 되었어요. 문구점 주인이 아이들을 무릎에 앉혀놓고 이야기를 나누는 척하면서 아이들 팬티에 손을 넣어 성기를 만지기도 하고 다른 몸 곳곳을 만지거나 그랬던 것 같습니다. 그걸 제 딸아이와 다른 아이가 지켜봤다고 하네요. 딸한테 너에게도 그랬는지 물어보니

아니라고는 하는데, 정말 아닌지도 솔직히 걱정됩니다. 어떻게 조치를 취해야 할 것 같기는 한데, 어떻게 하는 게 가장 좋은 방법일까요?

└ 가시고기 정확한 증거가 없으니 신고하기도 그렇고 참 애매할 거 같아요. 그렇다고 무조건 애들만 조심시키기도 그렇고요.

└ 농업인 저희 동네 문구점 아저씨와 중학교 선생님들이 여자아이를 상습적으로 성폭행하여 다들 감옥으로 간 사례가 있어요.

└ 잠든사이 저 6학년 때 담임선생님도 남자였는데요. 신체검사 할 때 여자아이들 브래지어까지 다 올리게 하고 당신이 손수 꼼꼼하게 가슴둘레를 재더군요. 그때 우리 엄마보다 가슴 큰 친구들도 있었는데 말이죠. 아, 그때 너무 몰랐어요.

답하기에 앞서 해두고픈 이야기가 있습니다. 부모에게 성폭력은 '만약에 우리 아이가……'라는 말로 가정하는 것조차 끔찍하고 싶은 일입니다. 하지만 어린이성폭력은 여느 사고처럼 부주의하거나 재수가 없어서, 또는 실수로 생기는 일이 아닙니다. 가해자가 그렇게 하겠다고 마음을 먹었기 때문에 일어나는 일이라 그 대상은 누구라도 될 수 있습니다. 때문에 우리 아이에게 이런 일이 생겼을 때 어떻게 해야 할지 생각해보는 것만으로 다양한 대처 방법을 고민해볼 수 있는 동시에, 더불어 살아가는 사회 구성원으로서 이미 겪은 사람들의 심정도 헤아릴 줄 알게 됩니다. 우리 사회에서 일어나는 일은 언제든 내게도 일어날 수 있는 일이라는 걸 기억하세요.

더불어 많은 분들이 어린이성폭력은 세간에 계속 등장하는 소아성애자나 정신질환자와 같이 정신적으로 문제가 있는 사람들이 일으키는 범죄이지, 우리 아이 주변에서 일어날 수 있다고는 차마 생각조차 하려 들지 않습니다.

하지만 실제로 어린이성폭력은 주변 사람들이 일으키는 경우가 전체 사건의 80퍼센트에 이릅니다. 여기서 주변 사람들이란 친부, 의부, 오빠, 삼촌, 할아버지, 사촌 같은 친족부터 아이들이 일상생활에서 만나는 이웃 어른, 부모의 아는 사람, 유치원이나 학원에서 만나는 어른들을 말합니다.

세간에 알려진 사건들은 끔찍하지만 범인도 잡히고 처벌도 받습니다. 하지만 아는 사람에게 당한 성폭력 피해는 반복적으로 장기간 피해를 입는 경우가 많습니다. 대부분의 부모들은 아이에게 일이 생기면 당연히 부모에게 먼저 다 말해줄 거라고 생각하지만, 정작 성폭력 피해를 입은 어린이가 당일에 부모에게 사실을 말한 경우는 전체 피해의 30퍼센트에 지나지 않습니다(해바라기아동센터 2008년 사업보고서).

자의든 타의든 자신의 피해 사실이 알려지기까지 아이들이 겪은 고통은 다 헤아리기 어렵습니다. 또한 알려지고 난 뒤에 어른들이 보여주는 대처방법 역시 아이들에게 고통의 연장이 되기도 합니다. 그래서 부모들이 아이들의 성폭력 피해 사실을 알고 어떻게 대처해야 하는지가 더욱 중요합니다.

누구에게 당한 일이든 어린이성폭력 피해를 대처하는 데 가장 중요하고 우선시해야 할 일은 아이의 안전과 안정입니다. 재발 방지와 범인에 대한 처벌은 아이의 안전과 안정이 확보된 그다음의 일이라는 걸 기억하세요.

질문을 한 어머니가 가장 궁금하고 걱정되는 것은 "그 아저씨가 너한테도 그랬어?"입니다. 하지만 아이가 가장 궁금하고 걱정되는 것은 "그래도 되는 걸까?"입니다. 그래도 되는 건지 물어본다는 건 다시 말해, "아저씨의 행동이 불편하지만, 어른이라 말할 수 없었는데…….", "그 아저씨가 나한테도 그러면 어떡하지?", "사실 아저씨가 나한테도 그랬는데 솔직하게 말하면 엄마가 화를 낼까?"입니다. 아이가 그 순간을 떠올리게 하는 질문을 자꾸 되풀이하거나 "너한테도 그랬어?"라는 질문은 아이를 힘들게 할 뿐입니다.

먼저 엄마는 엄마에게 솔직히 이야기한 것을 칭찬해주면서, 아이가 느꼈을 '어쩔 줄 모르겠고, 불안하고, 두려운' 심정을 헤아려주고 감싸줘야 합니다. 직접 피해를 입지 않았다 하더라도 피해를 목격한 아이들의 심리적인 피해 또한 결코 적지 않습니다. 그런 만큼 성추행 광경을 보았을 때 어떤 마음이 들었는지, 또 어떻게 하고 싶었는지 들어보고, 아이를 위로하고 지지해줍니다. 그리고 앞으로는 어떻게 하고 싶은지도 들어봅니다. 아저씨가 하는 대로 가만히 있었던 아이의 친구를 두고 '잘못했다'거나 '바보 같다'는 말은 하지 말아야 합니다. 지금껏 어른들 말을 잘 들으라고 가르쳐온 건 우리니까요. 그렇게 나쁜 의도를 가지고 아이를 대하는 어른들도 있다는 걸 미리 가르쳐주지 않은 것은 우리 잘못입니다.

다음으로는 재발 방지와 가해자에 대한 처벌에 대해 생각해야 합니다. 성폭력 사건이 생겼을 때, 가해자가 잘못했다고 용서를 빌고 다시는 그러지 않겠다고 다짐하면 대부분은 조용히 끝내고 싶어 합니다. 그래서 가해자를 만나 해결하려고 시도하지요. 그러나 준비 없이 가해자와 일대일로 만나 이야기하는 것은 좋지 않습니다. 특히 아이를 가해자와 대면시키는 일은 절대 하지 말아야 합니다. 왜냐하면 그럴 때 순순히 사실을 인정하거나 사과하는 사람은 절대 없으니까요. 되레 욕을 듣거나 가해자가 오히려 명예훼손이나 무고 (죄 없는 사람을 고소하는 일)를 들어 공격해올 수도 있습니다. 가해자가 상황을 피하기 위해 궁리할 시간을 벌어준 것입니다.

질문에서 나온 사례의 해결은 공개적으로 이루어져야 합니다. 아이의 이야기를 잘 듣고 가능하면 육하원칙에 따라 그대로 정리합니다. 함께 피해 사실을 목격한 다른 아이의 부모와 직접 피해를 입은 아이의 부모와 만나 어떻게 할지 상의하는 것이 좋습니다. 혹시 다른 부모들이 이야기 자체를 회피하거나 거부할 수도 있습니다. 하지만 사실을 알게 된 이상 우리 아이가 직접 피해를 입지 않았더라도 어떤 식으로든 할 수 있는 조치를 해야만 합니다. 따라서 처음부터 성폭력상담소나 어린이성폭력 전문기관을 찾아 상담한 다음, 적절한 조치를 단계적으로 밟는 것이 가장 좋습니다.

반상회나 아파트 입주자회, 또는 학교 학부모회를 통해 방법을 찾을 수도 있습니다. 경찰에 신고부터 하는 경우도 생각해볼 수 있지만, 직접 피해자가 아닌 경우에는 신고 자체가 어렵고 그 과정도 아이와 부모님에게 쉬운 일이 아닙니다. 그러니 아까 말한 것처럼 단계별 자세한 대응 방법은 전문기관을 찾아 상담하면서 진행하는 것이 바람직합니다.

모르는 사람에게 성폭력 피해를 입었을 때

Q 며칠 전 딸이 집에 오는 길이었답니다. 어떤 차가 옆에 서더니 낯선 아저씨가 창문을 내리고 길을 물어보다 이것 좀 보라며 차 안을 가리켰대요. 아마 바지를 내리고 자기 성기를 보여준 듯합니다. 얼결에 그걸 본 아이는 놀라서 얼른 집으로 뛰어왔다고 했어요. 별일 없었으니 다행이다 싶으면서도 한편으로 너무 놀랍고 걱정이 되더라고요. 아이도 크게 무서워했던 것 같지는 않아요. 그래도 저는 나중에라도 또 다른 피해 같은 게 있을까 걱정이 됩니다. 그런 일을 겪지 않도록 부모가 무엇을 준비할 수 있을까요?

 wn0153 저는 딸에게 길 물어보는 사람이 있으면 어른 걸음으로 두어 걸음 떨어져서 알려주고, 도와달라고 하면 착한 척하지 말고 몰라요, 죄송합니다, 하고 뛰어가라고 말해줬어요. 근데 이게 도덕적으론 한숨만 나오는 가르침이라 늘 답답했어요.

📞 **나비** 저도 고등학생일 때 똑같은 일을 겪었어요. 차 한 대가 옆에 와서 멈추더니 길을 물으면서 흔들어댔던……. 아무렇지 않은 듯 행동했지만, 가슴이 얼마나 뛰고 아찔하던지. 그런데 이런 일을 아이들이 겪는다면 더 당황스럽고 무서울 것 같아요.

세월이 흘러도 변하지 않는 것 중 하나는 바로 학교 앞 바바리맨 이야기일 겁니다. 차이가 있다면, 전에는 전봇대에 몸을 숨기거나 골목길을 이용하면서 중·고등학생을 대상으로 삼았던 반면, 요즘 바바리맨은 차를 이용해 기동력까지 갖추고 더 어린 아이들을 대상으로 한다는 것입니다. 한마디로 더 걱정스러워진 거지요.

저는 세 가지를 말하고 싶습니다. 먼저 우리는 흔히 아이들에게 낯선(모르는) 사람을 따라가면 절대 안 된다고 이야기합니다. 하지만 아이들은 낯선 사람에 대한 인식이 명확하지 않습니다. 그래서 엄마랑 아는 사람이라고 하면 낯선 이도 금방 아는 사람으로 받아들이고 맙니다. 때문에 아이들에게 주의를 줄 때는 명확하게 하는 것이 좋습니다. 이를테면 평소에 아이와 접할 수 있는 할머니, 이모, 고모, 삼촌을 비롯해 몇몇 특정한 사람 말고는 길에서 말을 걸거나 뭘 도와달라고 하거나 길을 가르쳐달라고 할 때 대답하지 않아도, 도와주지 않아도 아이의 잘못이 아니라고 말이지요. 실제로 어른들이 아이에게 도움을 청할 일은 거의 없으니까요.

자신에게 도움을 청하거나, 뭘 보여준다거나, 다른 말로 같이 가

자고 말하는 어른(여자 포함)이나 언니, 오빠의 청은 거절하고 학교 근처라면 선생님한테, 집 근처라면 엄마나 아는 가게 어른한테 얼른 알리라고도 말해주세요. 마찬가지로 친구나 언니, 동생에게 모르는 사람이 접근해서 이상한 행동을 하면 최대한 빨리 어른들에게 연락하도록 알려줍니다. 최근에 놀이터에서 놀다가 어떤 남자가 자기 동생을 추행하는 것을 보고 엄마에게 얼른 문자를 보내 범인을 잡은 사례가 있었습니다. 만약 그 남자에게 대들었다면 다칠 염려도 있을뿐더러 범인을 잡기도 어려웠을 겁니다. 그 긴박한 순간에 기지를 발휘한 아이가 얼마나 기특한지요.

또 하나는 "안 돼요. 싫어요!"라고 말하는 연습을 하는 겁니다. 어느 날 갑자기 하란다고 되는 일이 아니니까요. 아이가 자기 몸이 느끼는 불쾌함을 확실히 알고, 그런 느낌을 자유롭게 표현할 수 있는 연습이 충분히 되어 있어야만 가능한 일입니다. 아이들은 대개 말은 못 하고 뒷걸음질 치는 것으로 거부 의사를 표시합니다. 게다가 어른이 두 번, 세 번, 네 번 좋은 말로 권하면 마지못해 따르기도 합니다. 계속 거부하면 어른을 무시하는 걸로 생각되니까요. 범인들은 그런 상황을 아이들도 좋다고 했다는 둥, 때리거나 위협하지 않았고 아이들이 자기 의사에 따라 같이 한 거라는 둥 멋대로 해석해서 말합니다. 황당 그 자체지요.

이 글을 읽는 여러분 중에는 아이에게 싫다고 말하는 연습을 시키면 주변 어른들에게 버릇없거나 무례한 아이로 비칠까 걱정하는 분도 있을 겁니다. 하지만 무엇이 더 중요한지 서로 충분히 이야기를 나누고 그 이유를 설명한다면 걱정할 문제는 없습니다. 아이들도 스스로 무엇이 우선순위인지 판단할 수 있으니까요.

마지막으로 이 질문에서 아이가 크게 무서워하지 않는 것 같다고 했지만, 지금 아이한테 특별한 변화가 보이지 않더라도 한동안은 주의 깊게 살펴봐야 합니다. 그리고 이 기회에 아이와 함께 성폭력이 무엇인지, 성폭력을 저지르는 어른들은 어떤 사람들인지 확실하게 이야기를 나누는 계기를 마련해야 합니다. 아이한테 아무 일도 없었는데 괜히 이런저런 이야기로 아이를 불안하게 할 필요가 있을까 싶지만, 아이가 커가면서 이와 비슷하거나 더 심한 일을 보거나 겪을 수도 있습니다. 바로 지금 어떻게 하는 것이 정말 아이를 위한 현명한 대책인지 잘 생각해보기를 바랍니다. 그래도 힘들게 느껴진다면 전국에 있는 성폭력상담소와 해바라기아동센터(부록2 참조)를 이용하면 어떨까요? 아이와 함께 상담도 받고 자료도 볼 수 있고 프로그램에 참여할 수도 있습니다.

Q 얼마 전 여섯 살 된 아들이 성추행 피해를 입었습니다. 친구들이랑 놀고 있는데 어떤 아저씨가 와서 이것저것 물어보며 말을 걸더니 고추 한번 보자며 아들 고추를 만지고 그랬나 봐요. 그러고는 오토바이 타고 맛있는 거 먹으러 가자고 했다는군요. 아이는 싫다고,

안 간다고 했답니다. 정말 다행이지만 큰일 날 뻔했던 걸 생각하면 잠이 다 안 옵니다. 아저씨가 자기 고추를 만질 때 기분이 나빴다면서 아이가 그 아저씨를 나쁜 사람이라고 하는 걸 보니, 아이들도 그런 상황이 뭔가 나쁘다는 걸 알기는 하는 것 같아요.

아이의 이야기를 들으면서 제가 그동안 남자애라고 성폭력에 대해 조금 방심했던 건 아닌가 싶었습니다. 모든 게 다 미리 조심시키지 못한 제 잘못 같아요. 앞으로 혹시라도 이런 일이 또 있으면 절대 따라가지 말고 집으로 뛰어오라고 말해두긴 했지만 걱정돼서 죽겠습니다. 이런 상황에서 아이에게 어떻게 대처하라고 해야 할까요?

> ╰ **봄향기** 읽는데 머리가 아찔아찔 어지러워져요. 정말 가슴이 쿵 내려앉습니다. 우리 아이들 사는 세상은 더 따뜻하고 살 만했으면 좋겠는데…….

> ╰ **아르부르** 이런 것에 대처하는 방법까지 미리 알려줘야 하는 현실이 정말 끔찍합니다. ><

> ╰ **잠든사이** 그래도 엄마한테 말을 해줬으니 얼마나 다행인가요. 대개의 아이들은 말하지 않는다는 것이 정말 걱정이에요. 아이가 집에 와서 말을 안 하니 우리가 이 모든 일들이 다 남일로만 알고 있는 거죠.

최근 5년 동안 13세 미만의 어린이 성폭력 사례 가운데 12.5퍼센트가 남자아이한테 발생한 사건입니다. 결코 적지 않은 비중이지요. 그만큼 남자아이라고 해서 성폭력 안전지대에 있지 않다는 걸 뜻합니다. 성별과 관계없이 우리 아이들에게 무엇을 성폭력이라고 하는지 정확히 알려줘야 하는 까닭도 바로 거기에 있습니다. 질문에 등장한 아이와는 이런 대화를 나누어보면 어떨까요?

엄마: 그 아저씨가 네게 한 행동은 성폭력이야.

아이: 성폭력이 뭔데?

엄마: 그 아저씨처럼 네 고추뿐 아니라 몸도 함부로 만지는 거야. 어떤 사람은 자기 고추를 만지라고도 해. 놀이터에서 그러는 사람도 있고, 화장실이나 사람이 잘 안 다니는 길에서 그리기도 하지. 때로는 뭘 좋아하는지 물어보면서 그걸 줄 테니 자기 집에 가자고도 하고 말이야. 오토바이 태워준다, 차 태워준다 이러면서 꼬드기는 나쁜 사람들도 있어.

아이: 누가 그러는데?

엄마: 오늘처럼 아저씨일 수도 있고, 엄마 같은 아줌마거나 형일 수도 있어.

아이: 그럼 어떻게 해?

엄마: 오늘처럼 하면 돼. 아주 잘했어. 억지로 끌고 가려고 할 수도 있으니까, 그럴 땐 가만있지 말고 지나가는 사람이 있으면 소리 지르고 도와달라고 해야 해.

더불어 평소에도 아이에게 반드시 일러줄 필요가 있습니다. 아무리 가족이라고 해도 자기 성기를 보여달라고 하거나 만지려고 할 때 분명히 말하라고 말이지요. 이 또한 일종의 연습이 됩니다. '제 성기는 저만 보는 거래요!', '제 성기를 함부로 만지는 사람은 성폭력하는 거래요!' 하고 말하게 합니다.

듣는 가족들이 깜짝 놀랄 것 같다고요? 괜찮습니다. 왜 그런 말을 가르치게 되었는지 설명할 수 있잖아요. 아이가 너무 불안해할까 봐 걱정이신가요? 그 불안은 가벼운 예방주사와 같습니다. 그 정도의 불안은 아이가 부모와 이야기하면서 충분히 가라앉힐 수 있습니다. 그런 상황에서 아이가 할 수 있는 일도 함께 이야기해보고, 혹시 엄마가 없을 경우에는 경비 아저씨나 가까운 가게 주인, 또는 근처 파출소에 연락하라고 가르쳐주세요. 요즘은 어린이 안전지킴이 집이 동네마다 있으니 학교나 집 근처 한두 곳은 미리 알아놓고 일러주는 것도 필요합니다.

어린이성폭력의 피해자가 되는 것, 성폭력 피해에 대한 이야기를 듣는 것, 가깝게 지내는 누군가가 피해자가 된 걸 지켜보는 것, 이 모두가 생각만으로도 끔찍한 일입니다. 하지만 실체를 모르면 불안해지고 불안은 공포가 됩니다. 그 공포는 우리 일상을 지배하고 우리의 행동을 좌우합니다. 성폭력에 대한 공포는 우리 생활 전반에 녹아 있습니다. 그런 환경에서 우리는 두려워서 벌벌 떨거나 그 일이 비켜가기만을 바랄 수 없습니다. 그보다는 두렵더라도 그 두려움을 똑바로 쳐다보는 용기가 필요합니다. 또한 도망을 가든, 싸우든 간에 그 상황에서 자신이 할 수 있는 최선의 길을 찾아야 합니다. 그 결과로 비록 아무것도 해내지 못했더라도 성폭력으로 내 삶의 소중한 가치가 상하지 않는다는 걸 마음 깊이 새겨야 합니다.

가족이나 친족에게 성폭력 피해를 입었을 때

Q 얼마 전 여덟 살짜리 딸이 열다섯 된 아들한테 성폭력을 당했다는 걸 알게 됐습니다. 평소 딸아이가 오빠를 너무 싫어하고 자주 싸우는 데다 둘이 있는 것도 불편해서 도대체 왜 그러는지 묻다가 딸에게 들었습니다. 너무 놀라서 하늘이 무너지는 느낌이었어요. 저는 믿기지 않았지만 아들을 다그쳐 물으니 아이도 인정하더군요. 인터넷에서 성관계하는 장면을 보고 호기심에 그랬다고 했어요. 기가 막혀서 이야기를 듣자마자 아들을 마구 혼냈는데, 사실 앞으로 어떻게 해야 할지 모르겠습니다. 혼내고 말 일이 아닌 것 같아서요. 남편도 저처럼 무척 놀라고 당황해서 어쩔 줄 모르기는 마찬가지예요. 지금 당장은 본인이 어떤 피해를 입었는지 딸아이가 잘 모를 수도 있겠지요. 하지만 앞으로 이게 어떤 일인지 알게 될 거라 생각하니 걱정스러워 미치겠습니다. 아들도 그대로 자라 나쁜 사람이 되면 어쩌나 잠이 안 올 지경입니다. 어떻게 하나요?

  ↳ 농업인 가슴 답답해지는 이야기네요. ㅜㅜ 전 아들은 없지만 만

약 제 아들이 딸아이에게 그렇게 한다면, 아들을 감옥에 넣을 수 있다면 그렇게 할 거 같아요.

┗ 빈아맘 친오빠한테 성폭력을 당하다니, 정말 생각하기도 싫으네요. 우리 아이들은 어디로 가라고 이런 일이 생기나요.

함께 이야기해보기 전에 묻고 싶은 것이 있습니다. 과연 우리에게 가족이란 어떤 의미일까요? 내가 생각하고 꿈꾸는 가족은 현실의 가족과 얼마나 차이가 있을까요? 친족이 저지른 성폭력 상담만큼 제 자신의 가치관과 가족관을 다시 생각하게 하는 일은 없습니다. 내 아이가 그랬다면, 내 남편이 그랬다면, 과연 내가 지금까지 상담해준 내용대로 행동할 수 있을까 싶어 매번 진땀이 나고 두근거립니다. 친족 성폭력 상담은 몇 번을 거듭해도 냉정하게 대하기가 어렵습니다. 어떤 말도 위로나 지지, 조언으로 받아들이기 어렵다는 것을, 저는 지금까지의 경험으로 잘 알고 있으니까요. 비슷한 경우로 상담소를 찾은 분들도 처음에는 이것이 현실인지 악몽인지 분간이 안 갈 만큼 도저히 믿을 수 없어서, 왜 이런 일이 생겼는지, 그리고 어떻게 해야 할지 몰라서 괴로워합니다. 그러다 시간이 지날수록 조금씩 마음에서 정리를 하며 살아갈 힘을 냅니다. 그럴 때마다 저는 사람의 내면에는 어려울 때 더 힘을 내는 특별한 무엇이 있다는 생각이 듭니다.

이 글을 읽는 여러분도 이 상황을 너무나 절망적이고 끔찍하게만 여기지 않았으면 합니다. 어렵고 고통스런 일을 겪은 이웃을 마음으로 위로하면서 자연스럽게 대하기를 바랍니다.

이 질문에 담긴 공통적인 고민은 아마도 어떤 식으로든 아들이 잘못을 깨달았으면 하는 것과, 이런 일이 되풀이되지 않는 것, 그리고 딸아이가 상처받지 않았으면 하는 것입니다. 사실 가해자가 다른 집 아이라면 처벌에 대해 고민하지도, 그 아이의 장래를 걱정하지도 않겠지요. 하지만 우리 아이가 가해자일 경우에는 '처벌이 능사가 아니다'라는 말을 떠올리며 '혹시 아이가 이대로 삐뚤어지면 어쩌나'와 같은 걱정을 합니다.

내 아이도 남의 아이처럼, 남의 아이도 내 아이처럼 생각해보는 자세가 필요합니다. 시간이 지나면 무슨 일이든 첫 충격은 약해지면서 '이제 괜찮지 않을까?' 하는 마음이 슬그머니 고개를 듭니다. 아들은 아들대로 조심스럽게 굴 것이고, 그러면서 마치 아무 일도 없었던 듯 집안 분위기는 그럭저럭 유지될 테니까요. 걱정스러웠던 딸아이도 언뜻 별일 없이 지내는 것처럼 보일 것입니다.

그렇다고 문제가 해결된 것은 아닙니다. 겉으로는 별 문제 없어 보일지 몰라도, 안으로는 가족 간에 믿음도 사라지고, 언제 터질지 모르는 원망과 분노가 점점 쌓일 뿐입니다. 때문에 어렵고 힘들더라도 사건이 일어난 초기에 반드시 해야 하는 부모의 역할을 꼭 제대로 해내시길 바랍니다.

먼저 딸아이에게는, 아이가 겪었을 혼란과 마음의 고통을 위로해

쥐야 합니다. 딸의 진심 어린 목소리에 귀를 기울여야 합니다. "오빠가 죽어버렸으면 좋겠어!"라고 말하더라도 그런 말이 나오게 된 딸의 분노를 인정해줘야 합니다. "오빠가 사춘기라 그래." 또는 "나쁜 건 빨리 잊어버려.", "그래도 오빠니까 용서해주자." 같은 말은 어린 딸로서는 이해할 수도 없을뿐더러 오히려 믿었던 부모에게 또다른 상처를 받을 뿐입니다. 부모로서는 아들과 딸, 모두 지금의 일을 빨리 잊고 나아지기를 바라겠지만, 적절한 조치와 회복 기간이 없으면 둘 다 후유증만 더 크고 오래 남게 됩니다.

먼저 딸아이와 충분히 대화를 나눈 뒤에는 산부인과 진찰을 받아야 합니다. 외음부 찰과상이나 염증이 생겼을 수도 있습니다. 아이가 괜찮다고 해도 한 번은 꼭 진료를 받아야 합니다.

아들과도 이야기를 충분히 나누어야 합니다. 음란물을 보고 따라 했든, 성 충동을 참을 수 없었든, 어찌 됐든 자신이 한 일이 다른 사람에게 큰 괴로움을 준 폭력이라는 것을 분명히 알게 해야 합니다. 그런 다음에는 반성과 격려, 성교육, 심리치료, 법적인 처벌 같은 방법들을 고려해볼 수 있습니다.

현실적으로 자기 아이를 고발하고 처벌해달라기는 어렵습니다. 설사 교육 차원에서 고발한다고 해도, 미성년자의 경우 실형보다는 보호감호처분에 그치는 경우가 대부분이라 의도한 만큼의 효과를 거두지 못할 수도 있습니다. 이번 사례의 경우, 초기에 일정 기간 동안만이라도 두 아이를 분리시키는 방법도 생각해보길 바랍니다. 가족의 경제적인 상황이나 여러 가지 가능한 상황을 따져서 생각해보기 바랍니다. 이런 상황에서도 가족이 흩어지는 것만은 피하고 싶다는 부모도 있습니다. 하지만 무엇이 더 중요한지 생각해야 합니다.

동시에 두 아이 모두 적절한 심리치료를 받아야 합니다. 심리검사를 통해 두 아이의 마음 상태를 알아봅니다. 아들의 경우, 행동의 원인과 성폭력에 대한 아이의 감정, 생각 등을 알아야 합니다. 당장은 잘못했다고 하지만 정말 잘못했다고 생각하는지, 여동생이라서 괜찮다고 생각한 것인지, 나아가 다른 사람에게도 같은 행동을 해도 된다고 생각하는 건 아닌지 확실히 알아야 합니다. 그리고 충동을 해소시킬 수 있는, 폭력적이지 않은 다른 방법들을 찾도록 전문가와 상담하고 그에 맞는 치료와 성교육도 받게 해야 합니다.

딸의 경우, 성폭력에 대한 아이의 감정, 그동안 말 못 해온 답답함, 서운함, 분노를 충분히 표현할 수 있게 합니다. 부모에게서 진정한 위로를 받으며 자존감을 회복한 뒤 역시 적절한 성교육을 받도록 해야 합니다.

부모님도 전문적인 상담이 필요합니다. 아이들을 제대로 지켜보지 못했다는 자괴감, 아들에 대한 분노, 딸에 대한 미안함, 아이들 장래에 대한 불안감과 막막함에 잘 대처할 수 있도록 알맞은 상담을 받아야 합니다.

물론 전문가의 도움이 금세 효과를 보이지 않을 수도 있습니다. 하지만 가족 모두에게 상처가 된 이번 일을 객관적으로 보고, 가족의 문제를 통합적으로 해결할 수 있는 방향을 찾기 위해서는 전문가의 도움이 꼭 필요합니다. 이번 사건을 계기로 가족 안에서 부부 사이, 부모와 자식 사이의 의사소통 상황과 저마다의 역할을 돌아봐야 합니다.

친족 성폭력 사건에서 누구도 상처받지 않는 특단의 해결책이란 없습니다. 가족이 희망을 나누는 집단이라면, 가족이기 때문에 각자 자기 책임만큼의 괴로움을 질 수밖에 없다고 생각합니다. 왜 이런 일이 우리 가족에게 생겼는지 억울해하기보다는, 믿었던 오빠에게 성폭력을 당한 아이의 심정을 헤아리고 위로하는 것이 가장 먼저 해야 할 일입니다. 정말 가족이 중요하다고 생각한다면, 힘들고 어렵더라도 그럴수록 다 함께 진정한 의미의 가족을 다시 만들어가야 하지 않을까요?

Q 저는 초등학교에서 3학년 아이들을 가르치고 있는 교사입니다. 며칠 전 반 아이와 일상적인 상담을 하다 아이가 아빠한테 강간 피해를 입고 있다는 사실을 알게 되었습니다.

가족 이야기를 하면서 엄마, 아빠, 동생과는 잘 지내냐 물었더니 별로 사이가 안 좋다는 말을 하다 갑자기 울기 시작했어요. 그러면서 아빠가 자기 몸을 만지고 아프게 해서 아빠랑 집에 둘이 있기 싫다고 하는 거예요. 자세히 들어보니 꽤나 오랫동안 성폭력 피해가 있었던 듯해요. 누구한테 이야기했냐고 물었더니 아무에게도 말하지 않았다고 합니다. 아마 아이 엄마도 모르고 있을 것 같습니다.

아이의 이야기에 제가 더 놀라는 바람에, 뭐라 도움이 될 만한 이야기를 해주지 못했습니다. 일단 아빠의 행동이 나쁜 것이고 아빠가 더는 그런 행동을 못 하도록 선생님이랑 방법을 찾아보자는 말 정도밖에 해주지 못했어요. 하지만 앞으로 어떻게 해야 할지 고민입니다. 누구한테 어디서부터 어떻게 이야기를 시작해야 할지, 앞으로 아이는 괜찮을지, 아이에게 여동생도 있는데 그 동생에게도 피해가 있는 건 아닌지, 별 생각이 다 들어요.

제가 어떻게 대처해야 할까요? 제가 어떡해야 아이가 앞으로 그런 일 없이, 지금까지의 일을 잊고 잘 지낼 수 있을까요?

> ┗ **허니마밍** 정말 갑갑해요. 요즘 믿을 사람 없다고는 하지만 가족까지 이러다니……. 우리네 성교육이 넘 허술한 걸까요.

> ┗ **파브리아노** 상상하기조차 어렵지만 버젓이 벌어지는 일들, 어디서부터 어떻게 손대야 하는 걸까요? 그저 답답합니다.

> ┗ **떠연맘** 어쩌다 세상이 이렇게 되었을까요. 이미 꽤 많은 비중으로 가족간 성폭력이 있다는 걸 알고 있었지만, 그래도 매번 들을 때마다 답답합니다.

상담을 하기 전에, 아버지가 가해자인 친족 성폭력의 특징을 먼저 간단히 짚어보려고 합니다. 최근 5년간 13세 미만 어린이의 친족 성폭력 피해 사건 중 아버지가 가해자인 경우는 전체의 46퍼센트에 이릅니다(해바라기아동센터 2008년도 사업보고서). 여기서 우리가 주목해야 할 점은 몇 퍼센트나 되는가가 아니라 이 가해자들이 바로 아이들을 보살피고 안정된 환경에서 자라게 할 의무를 지닌 보호자라는 점입니다.

상대가 아버지이기 때문에 아이들은 아버지가 하는 행동의 의미를 알아차리기가 더욱 어렵습니다. 가해자들은 대부분 "아무도 모르는 비밀로 하자.", "엄마가 알면 큰일이다.", "엄마랑 아빠랑 이혼하게 된다.", "엄마가 알면 죽을지도 모른다."와 같은 말로 아이를 협박하거나 회유합니다. 때문에 아이는 어떡해야 할지 모른 채 우울이나 불안한 상태에 놓이고, 교우 관계가 원만치 않고 학교생활에 적응하지 못하거나 과잉 행동들을 하기도 합니다. 이런 이유로 아버지에 의한 성폭력은 이번 경우처럼 어머니보다 학교 선생님이나 상담 선생님, 아는 언니나 친구를 통해 알려질 때가 많습니다.

아버지가 가해자일 때, 아이는 어머니에게서 필요한 보호를 제대로 받지 못할 때가 더 많습니다. 뿐만 아니라 오히려 아이를 도우려는 선생님을 문제 삼기도 합니다. 학교에서도 선생님이 가정사에 너무 깊이 관여한다고 주의를 주기도 합니다.

이런 모든 일이 선생님에게 부담이 될 수 있지만, 친족 성폭력 사건에서 신고 의무를 법으로 정한 것은 가정에서 보호받지 못하는 어린이를 보호할 책임이 사회(학교)와 국가에 있다는 뜻입니다. 모든 어린이성폭력 사건의 경우, 처음 그 사실을 알게 된 사람은 법에 따라 경찰에 신고할 의무가 있습니다(성폭력특별법 제22조 제3항). 너무 살벌하다고요? 하지만 이런 법 규정조차 없다면 가정 내 폭력 사건을 신고하는 일이 얼마나 어려운지 보여주는 증거가 아닐까요?

선생님이 아이의 고백을 듣고 돕고자 애쓰는 마음은 물론 훌륭합니다. 하지만 이런 문제는 단기간에 해결될 일이 아닙니다. 아동성폭력전담센터(전국 10개소, 여성긴급전화 1366)나 친권자로부터 학대받는 어린이를 보호해주는 보건복지부산하 아동보호전문기관(전국 45개소, 전화 1577-1391)에 연계해 대책을 마련하는 쪽이 더 효과적입니다. 뿐만 아니라 선생님의 부담도 덜 수 있습니다.

먼저 선생님은 아이에게 처음 들었던 내용을 조금의 가감 없이 일지로 잘 기록해두어야 합니다. 이후로도 아이와 상담할 때마다 기록해두어야 합니다. 언제나 초기 상담 내용이 가장 정확하고 중요하기 때문입니다. 나중에 상담소로 연계하거나 경찰에 신고하더라도 진술은 그 일지로 대신하는 것이 좋습니다. 학교에 알릴 때도 꼭 알려야 할 사람에게만 알리되, 비밀을 지키는 데 특별히 주의를 기울여야 합니다. 이 일로 아이가 학교에서 이리저리 불려 다니는 일은 절대 없어야 합니다. 꼭 필요하다면, 경찰이나 어린이성폭력 전담기관에서 한 번 진술하는 걸로 그치는 편이 좋습니다.

가정 안에서 일어나는 성폭력의 경우, 이런 적극적인 외부 개입 없이 가해자들 스스로 폭력을 멈추는 일은 절대 없습니다. 처음 이야기를 들었던 선생님이 이런저런 생각에 빠지게 되면 오히려 초기 대응을 하기 더 어렵습니다. '공연히 내가 나서서 가족을 깨는 건 아닐까?' 또는 '그래도 아버지인데 괜히 복잡한 일에 빠져 곤란해지는 건 아닐까?' 같은 생각을 당연히 할 수도 있습니다. 하지만 선생님이 망설이는 시간만큼 아이는 계속 피해를 입게 됩니다. 그걸 기억하고 부디 용기를 내주기를 바랍니다.

근본적인 어린이성폭력 예방법

어린이성폭력 사건이 생길 때마다 나오는 공통적인 질문은 '어떡하면 예방할 수 있을까?'입니다. 하지만 대상이 어린이든 어른이든 피해자가 미리 막을 방법은 없습니다. 그렇다고 아무런 대책 없이 가만있을 수만도 없는 상황이니 더욱 답답하기만 합니다.

성폭력은 우리 사회의 폭력적이고 성차별적인 성 문화와 남성, 특히 어른 중심의 사회구조가 커다란 원인이 되어 드러나는 폭력의 또다른 모습입니다. 때문에 성폭력 문제를 해결하기 위해서는 어릴 때부터 아이들에게 성을 알고 행동할 수 있도록 제대로 된 성교육과 인권 의식을 높이는 교육을 하는 한편, 우리 사회의 성 문화를 바꾸려는 노력들도 함께 이루어져야 합니다. 그렇다면 우리가 실천할 수 있는 차원의, 근본적인 어린이성폭력 예방법은 무엇일까요?

첫째, 어떤 종류의 폭력도 거부하도록 개인의 인권 의식을 성숙시키는 교육이 필요합니다. 힘이 약하다는 이유로, 몸이 불편하다는 이유로, 정신지체라는 이유로, 다른 성 정체성을 가지고 있다는 이유로, 나이가 많거나 어리다는 이유로, 경제력이 떨어지는 나라에서 왔다는 이유로, 여성이라는 이유로 상대를 함부로 대하고 따돌리고 무시하는 것이 바로 폭력이란 걸 확실하게 인식하고 행동하도록 가르쳐야 합니다.

둘째, 아이들을 위해 제대로 된 성교육이 가정과 학교에서 이루어져야 합니다. 부모는 아이들이 성적인 생각과 행동을 할 수 있는 독립적 존재로 인정하고, 다른 사람의 감정과 행동을 존중하고 배려하도록 일상생활에서 가르쳐야 합니다. 성교육은 다른 학습처럼 한꺼번에 몰아서 할 수는 없습니다. 배워야 할 적절한 시기를 놓치게 되면 아이들은 우리가 자라면서 겪었던 많은 혼란들과 잘못된 행동들을 되풀이할 가능성이 있으며, 이에 따르는 결과는 온전히 아이들의 삶에 큰 영향을 미치게 됩니다.

셋째, 정부에서는 적어도 아이들이 처음 공교육을 받게 되는 유치원 때부터 성교육을 받을 수 있도록 제도를 만들고 재정 지원을 시작해야 합니다. 현재 교육과학기술부의 『학교폭력·성폭력 예방 및 대처 가이드북』에서는 "학교는 다양한 방법으로 학년별 10시간 이상의 성교육 시수를 확보하여 운영하여야 한다. 성교육을 구성하는 경우에 성폭력, 성매매 예방 교육, 성지식, 양성평등 교육, 아동 성 학대 예방 교육 등 전 영역을 고르게 구성하여 실시하는 것이 바람직하다."고 나와 있습니다. 하지만 정작 성폭력 등 관련해 교육부에서 세우는 예산은 전체 예산의 0.0001퍼센트에도 못 미칩니다. 원어민 교사 채용을 위해 공교육에서 책정하는 엄청난 비용을 생각하면 아이들을 위한다는 명목 아래 우리가 가장 중요시하는 것이 무엇인지 다시 진지하게 생각해야 할 때입니다.

넷째, 아이들에게 학년별로 적합한 성교육을 진행할 수 있는 성교육 전담 교사가 학교마다 배정될 수 있도록, 또 아이들이 성교육을 충실하게 받을 수 있게 교육 시간을 의무적으로 배정할 것을 부모들이 적극 나서서 교육당국(학교, 교육청, 지역교육위원, 교육과학기술부, 국회의원 모두)에 요구해야 합니다. 대부분의 학교에서 성교육을 위해 주어진 시간은 1년에 겨우 10시간입니다. 정식 교과목으로 정해지지 않았기에 전담 교사도 없습니다. 그나마 학교 사정에 따라 보건 선생님이나 담임선생님 또는 외부 강사가 진행합니다. 이러한 형태의 성교육은 시간 때우기일 뿐, 아이들에게 꼭 필요한 정보를 제대로 전달하지 못합니다.

　이 모든 것들이 빠르게, 단번에 이루어지지는 않을 것입니다. 처음에는 더디고 어려울 것입니다. 하지만 우리가 아이들을 위해, 아이들이 살아갈 미래를 위해 지금 할 수 있는 작은 노력부터 시작해 이어나간다면, 결국 우리 아이들이 사는 세상은 성폭력 없는 사회에 더욱 가까워질 것입니다.

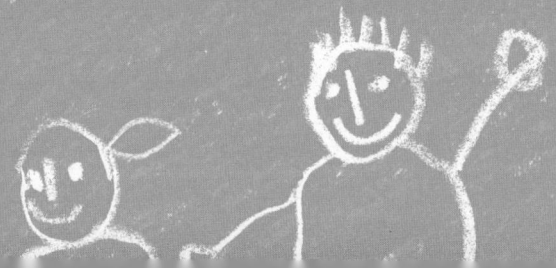

부록 1 성폭력 피해 대처 매뉴얼

1. 살펴보기

• 아이가 직접 성폭력 피해 사실을 말할 수도 있습니다. 그러나 스스로 성폭력 피해 사실 자체를 인지하지 못하거나 가해자가 '부모님에게 말하지 말라'고 협박했다면, 또는 막연하게 나쁜 일을 한 것 같아 '혼날까 봐' 걱정이 된다면, 아이는 피해 사실에 대해 입을 다물 수 있습니다. 따라서 아이가 직접 이야기하지 않더라도 평소와 다른 행동을 보이거나, 못 보던 상처 등이 눈에 띈다면 즉시 병원에 가보거나 아이와 이야기를 나누어볼 필요가 있습니다.

• 만약 아이가 성폭력을 당한 직후라면 몸을 씻기거나 옷을 갈아입히지 말고 그대로 24시간 통합 지원이 가능한 지역별 원스톱지원센터(부록 2 참고)로 가는 것이 좋습니다. 만약 성폭력 피해 이후 시간이 경과했다고 해도 점검 차원에서 진료를 받는 것이 좋습니다(성폭력 피해에 대한 의료비는 성폭력상담소나 전국 원스톱 지원센터 등을 통해 국가로부터 지원받을 수 있습니다).

2. 경청하기

• 아이의 이야기가 믿기지 않고 당황스럽더라도 가능한 한 침착함을 유지하며 아이의 말을 들어주어야 합니다.

• 다그치거나 비난하지 않아야 하며, 아이의 이야기를 차근차근 들어주어야 합니다.

• 아이의 이야기를 들으며 아이의 신체적·심리적 상태가 어떤지 살펴야 합니다.

• 아이가 분노, 고통, 공포를 느낄 때, 그 감정이 지극히 자연스럽고 당연하다고 말해주어야 합니다. 그리고 아이가 감정을 표출할 수 있도록 용기를 줍니다.

• 아이의 이야기를 통해 피해 시기, 장소, 사건 당시 상황, 가해자(피해자와의 관계, 나이, 직업, 기타 특이사항), 증인, 증거 유무와 내용(현장증거 등)이 있는지 살펴보고 구체적으로 기록해둡니다.

3. 해결 방법 모색하기

• 문제를 덮어두는 것이 올바른 해결책이 될 수 없습니다. 문제를 해결하고 자신을 보호하기 위해 부모와 가족들이 최선을 다했다는 사실이 아이의 치유에도 무엇보다 도움이 됩니다. 따라서 아이의 신체·심리적 상태를 확인하고 현재 아이에게 가장 필요한 것이 무엇인지 찾아야 합니다. 이때 성폭력상담소 등과 같은 전문기관의 도움을 요청하는 것이 좋습니다.

• 가해자를 형사고소하기 위해 미리 성폭력상담소나 법률 기관과 같은 전문기관에 상담을 받아봅니다. 이를 통해 미리 사건을 조망하고 전략을 짭니다.

• 수사 및 재판 과정에 아이와 함께하거나 아이가 여러 번 진술하는 어려움을 최소화하기 위해 진술 녹화 제도를 활용하는 것도 좋습니다. 이때 아이에게는 아이가 이해할 수 있는 말로 진행 상황과 이런 절차를 거치는 이유를 자세히 설명해주는 것이 좋습니다.

• 가해자에 대한 법적인 처벌 이외에도 아이의 치유를 도울 수 있는 방법이 있는지 다양하게 찾아봅니다.

4. 함께 살아가기

• 피해 아이의 치유가 가장 중요하지만 가족들도 어려움을 겪게 됩니다. 필요한 경우, 가족들도 심리 상담 등 적절한 도움을 받아야 합니다.

• 부모와 가족들의 긍정적인 태도가 아이의 치유에 큰 힘이 됩니다. 성폭력 피해자에 대한 고정된 상을 버리고 아이가 나아진다는 믿음을 갖고 응원해야 합니다.

• 부모를 비롯한 가족들이 '우리 아이는 결혼도 못 할 것이다' 또는 '순결을 잃었다'고 생각하는 태도가 오히려 아이에게 상처를 주고 후유증을 남깁니다. 아이들은 가족을 비롯한 주변 사람들의 영향을 받으며 자라기 때문에, 무엇보다 부모와 가족들이 편안한 마음을 갖고 아이를 지켜볼 때 치유가 더 빨라질 수 있다는 것을 기억해야 합니다.

• 아이를 성폭력 피해자라는 단일한 상을 통해서만 바라보지

말아야 합니다. 그러한 태도와 느낌이 아이에게 그대로 전해질 수 있습니다. 부모와 가족들은 성폭력 피해로 생긴 여러 감정과 고통에 대해 공감하고 지지해주는 존재일 뿐 아니라, 더 많은 이야기와 삶을 함께 만들어나갈 수 있는 사람들이라는 걸 아이가 느낄 수 있게 해주세요.

5. 주변인으로서 할 수 있는 일

• 학교나 학원과 같이 아이들의 주된 생활공간에서 성폭력 사건이 생겼을 때, 학교나 당국을 비난하고 책임을 묻는다고 우리가 할 일을 다 한 것은 아닙니다. 불특정 다수가 대상인 성폭력 사건의 특성상 이는 절대 당사자들만의 문제가 아닙니다. 우리 아이가 직접 피해를 입지 않았더라도 언제 피해가 다시 생길지, 다음에는 우리 아이나 아이의 또다른 친구가 피해를 입을지도 모르는 일입니다.

• 요즘은 거의 모든 학교에 학년마다 운영위원회가 있습니다. 어린이성폭력도 위원회를 새로 만들기보다는 이미 만들어진 각 학년과 학급의 학부모회의나 학교운영위원회를 통해 대처할 수 있습니다. 성폭력 사건에 대응하는 데 필요한 내용을 한눈에 보기 쉽게 정리해 전단지로 만든 다음 새학기가 시작될 때 나누어주는 것도 한 방법입니다. 189쪽에 나오는 매뉴얼은 학교나 학원, 유치원에서 성폭력 사건이 발생했을 때 당황하지 않고 해결하기 위한 방법으로 하나의 예를 든 것입니다. 유치원과 학교 들 중에 이미 성폭력 대처 방안을

마련해둔 경우, 이 예를 통해 미비한 점은 없는지 점검할 수 있습니다. 또 아직 없다면 이 예시에 따라 준비할 수도 있습니다.

• 아이가 다니는 유치원이나 학교에 성폭력 사건에 대한 대처 방안 등이 전혀 준비되어 있지 않다면, 학부모들이 나서서 '학교폭력예방 및 대책에 관한 법률'을 근거로(학교폭력예방 및 대책에 관한 법률 제14조 제3항을 보면, 학교장은 전문 상담 교사, 보건 교사 및 책임 교사 등으로 학교폭력 문제를 담당하는 전담 기구를 구성하여야 한다고 명시되어 있습니다) 전담 기구의 마련을 요구할 수 있습니다(단, 유치원은 학교에 포함시키지 않으므로 이에 준해 마련하도록 합니다).

• 어머니 교실이나 해마다 열리는 전체 학부모회의 때 적극 홍보하고 더 좋은 방법을 찾기 위한 논의를 할 수도 있습니다. 학교나 지역 교육청에 제안해도 됩니다. 부모라면 누구라도 나서서 이런 방법을 학교, 그리고 다른 학부모들에게 제시할 수 있습니다. 이러한 움직임을 시작으로 학교와 부모 모두에게 어린이성폭력 사건을 적극 해결하고 예방하겠다는 공감대가 만들어질 수 있습니다. 반드시 기억하세요. 학교마다 상황에 따라 내용은 달라질 수 있지만 무엇보다 중요한 것은 방법을 찾으려는 바로 우리 자신의 노력입니다.

피해 발생 인지
⇩

선생님이나 학부모가 피해 상황을 직접 목격하거나 이야기를 전해 듣고 사실을 알게 된다.

확인 후 보고
⇩

맨 처음 알게 된 선생님이 확인을 거쳐[1] 교장에게 보고한다.

운영위원회 소집
⇩

교장은 보고를 받은 지 24시간 이내[2]에 운영위원회를 소집[3]한다.

대책위원회 결성
⇩

운영위원회에서 사건 담당 책임자를 정한 다음, 가해자 및 피해자 부모와 외부 전문가(상담, 법률, 의료 분야 등의 외부 전문가가 피해자 부모의 요구나 사건 내용에 따라 포함될 수 있다)가 포함된 대책위원회를 결성[4]한다.

해결안 제시
⇩

저마다의 의견을 모아 상담, 교육, 치료를 포함한 해결안을 제시하고 결정한다.

결정 내용 보고
⇩

결정된 내용을 교장[5]에게 보고한다.

처벌 및 후속 조치 형사 사건이 될 경우, 경찰에 고소나 고발이 가능하다.

1 육하원칙에 따라 피해자 어린이, 가해자 어린이, 목격자 어린이에게 각각 내용을 듣습니다. 이를 정확히 기록하고 혹 잘못 들은 것은 없는지, 또 아이가 말한 내용이 정확히 기록되었는지를 아이들에게 각각 확인합니다.

2 반드시 24시간이 아니더라도 적정한 시한을 정해야 합니다. 그렇지 않을 경우, 사건 내용이 왜곡되거나 사건을 둘러싼 소문이 커져서 피해 관련자들이 정신적으로 고통을 받게 되고, 문제 해결에 어려움이 생길 수도 있습니다.

3 규정상 운영위원회나 대책위원회의 소집은 사건 발생 사실을 확인한 교장이 자치위원회 위원장에게 요구하게 되어 있습니다. 단, 그렇게 하지 않았을 경우에 대한 규정은 없으므로 만약 소집권을 가진 자가 가해자이거나 또는 다른 이유로 소집을 미룰 경우를 대비해, 운영위원회 소집 권한을 정해두고 다른 사람이 소집할 수 있어야 합니다.

4 이때 성폭력 전문 상담가의 참여가 필수입니다.

5 교장은 사건의 처리 결과와 가·피해 학생에 대한 조치 등을 내용으로 하는 대책위원회의 보고를 듣고 그에 따라 조치를 취해야 합니다. 또 사건의 해결 및 처리 결과를 교육청에 보고해야 할 의무가 있습니다.

부록 2 **전국 성교육·성폭력 관련 대표 상담처**

서울·인천
한국성폭력상담소 02-338-5801~2
탁틴내일청소년상담소 02-3141-6191
아하! 청소년성문화센터 02-2676-1318
한국여성민우회 성폭력상담소 02-335-1858
한국여성의전화 성폭력상담소 02-2263-6464~5
장애여성공감 성폭력상담소 02-3013-1367
인구보건복지협회인천지회성폭력상담소 032-451-4091
서울해바라기아동센터 02-3274-1375
인천해바라기아동센터 032-423-1375
서울원스톱지원센터 02-3400-1117, 02-870-1700(보라매)
인천원스톱지원센터 032-582-1170

경기·강원
고양여성민우회 성폭력상담소 031-919-1366
용인성폭력상담소 031-284-1366
성남여성의전화부설성폭력상담소 031-751-6677
강릉가정폭력·성폭력상담소 033-652-9555
원주가정폭력·성폭력상담소 033-765-1366
포천가족·성상담센터 031-542-3171
경기해바라기아동센터 031-708-1375
강원해바라기아동센터 033-252-1375
경기북부원스톱지원센터 031-874-3117
경기남부원스톱지원센터 031-216-1117
강원원스톱지원센터 033-243-8117

대전·충청
대전YWCA성폭력상담소 042-255-0078, 042-255-0004
충남성폭력상담소 041-564-0027
천안여성의전화부설성폭력상담소 041-561-0303
충청해바라기아동센터 043-857-1375

대전원스톱지원센터 042-280-8436
충북원스톱지원센터 043-272-7117
충남원스톱지원센터 041-567-7117

대구·경북

대구여성의전화부설성폭력상담소 053-471-6482
포항여성회부설경북여성통합상담소 054-282-1799
대구해바라기아동센터 053-421-1375
대구원스톱지원센터 053-556-8117
경북원스톱지원센터 054-843-1117

부산·울산·경남

부산성폭력상담소 051-558-8832
한국가정법률상담소울산지부부설성폭력상담소 052-246-9568
진주여성민우회부설성폭력상담소 055-743-0210
부산해바라기아동센터 051-507-1170
경남해바라기아동센터 055-754-1375
울산원스톱지원센터 052-246-3117
경남원스톱지원센터 055-245-8117

광주·전라·제주

광주여성의전화부설성폭력상담소 062-363-0442
군산성폭력상담소 063-442-1570
무안여성상담센터 061-454-1360~1
제주YWCA통합상담소 064-748-3040
광주해바라기아동센터 062-232-1375
전북해바라기아동센터 063-246-1375
광주원스톱지원센터 062-225-3117
전북원스톱지원센터 063-278-0117
전남원스톱지원센터 061-727-0117
제주원스톱지원센터 064-749-5117

준비된 부모를 위한Q&A 거침없는 아이, 난감한 어른
ⓒ 2011 한국성폭력상담소

1판 1쇄 2011년 5월 3일 | 1판 6쇄 2023년 9월 26일
기획 한국성폭력상담소 | 글 김백애라·정정희

책임편집 이정원 | 편집 최윤미 이복희 | 디자인 이은혜
마케팅 정민호 서지화 한민아 이민경 안남영 왕지경 황승현 김혜원 김하연
브랜딩 함유지 함근아 고보미 박민재 김희숙 정승민 배진성
저작권 박지영 형소진 최은진 서연주 오서영
제작 강신은 김동욱 이순호 | 제작처 한영문화사

펴낸곳 (주)문학동네 | 펴낸이 김소영
출판등록 1993년 10월 22일 제2003-000045호 | 주소 10881 경기도 파주시 회동길 210
전자우편 kids@munhak.com | 홈페이지 www.munhak.com | 카페 cafe.naver.com/mhdn
북클럽 bookclubmunhak.com | 트위터 @kidsmunhak | 인스타그램 @kidsmunhak
대표전화 (031)955-8888 | 팩스 (031)955-8855
문의전화 (031)955-3576(마케팅) (02)3144-3237(편집)

ISBN 978-89-546-1449-8 13370

잘못된 책은 구입하신 서점에서 교환해 드립니다. 기타 교환 문의: (031)955-2661, 3580